家族医

——心の病がなおっていく道

人間と歴史社

はじめに

半世紀以上も前のことになりますが、私が学生のころは神経症で悩んでいる患者はほとんどいませんでした。私が通った中学校はマンモス校で、学生は五〇〇人くらいおりましたが、「神経症」になったのは私一人でした。それほど神経症や引きこもりは珍しいものだったのです。

私はみずからの〝心の問題〟を解くために、五年間にわたって高名な精神科医の近藤章久《こんどうあきひさ》先生、慶応義塾大学の小此木啓吾《おこのぎけいご》先生に精神分析療法を受けました。先生たちは〝母親と子供〟の関係を重要視していました。父親は元気で働いてお金を持ってくればいい、母親が安心して子供を育てられる環境をつくる存在であり、したがって心の病のほとんどの原因が〝母親にある〟という説を提唱していました。先生たちは私の心の問題にも母親からの影響があり、母の愛の変化があると考えました。

それから五〇年……。世の中が大きく変わり、女性の社会進出が進み、働く母親が増え、地域全体で子供を見守っていたころに比べて、子育ての環境がすっかり変わりました。仕事や家事に追われて子供とのコミュニケーションになかなか時間をとれない母親も多いでしょう。

子供たちもまたさまざまなストレスにさらされて、日々を過ごしています。学校では不登校や引きこもりが非常に増えてきています。スマートフォンの普及などで、インターネット上での〝いじめ〟も大きな問題となってきているように、その原因には、子供を取り巻く環境変化があるわけです。しかし、私は子供の環境には母と子の関係がいちばん大きくかかわっていることは時代を超えて変わらないと考えています。

不登校や引きこもりの原因は、突発的なことではありません。どうして子供が自立できないのか、根本の問題は母親の「愛情不足」（虐待、育児放棄はもちろん、過干渉、厳しすぎるしつけ、冷淡な態度など）にあるのが定説とされています。子供のためと思いながら、無意識に支配と過干渉を行ない、自分の主張だけで相手の意見を無視して子供を抑圧すると、彼らの心は傷ついてしまいます。親が自分の好みや理想を子供に押しつけることは、彼らにとっては自分を否定されているのと同じです。親は子供に共感を持つことが大切なのです。

どうして愛情不足になってしまうのか、それは母親の育った環境に原因があることが多いのですが、それを精神分析して、母親が理解するまでには長い時間を要します。二〜三カ月から半年はゆうにかかります。さらに理解の先にやってくる怒り、そして許せるときが来るまでには数年かかることも珍しくありません。

私が三四歳で「小松医院」を開業した当時は、内科・心療内科・精神科を併設していましたが、来るのは内科の患者ばかりでした。それから三〇年後、私が還暦を過ぎた頃から、社会不安障害、不登校、引きこもりなどで、相談に訪れる患者が増えてきました。心療内科の患者さんが増えて、初診が半年待ちだったこともあります。患者の症状が、自分が若いときに悩んだ経験と似ていたことから、経験に基づいて治療を始めました。

私が精神分析を学んだ恩師の近藤先生は、一回五〇分かけてカウンセリング治療（傾聴や助言だけでなく、精神分析や自由連想法的な対話治療を含む）を行なっていたのですが、それでは一日に診られる患者は五～六人です。これでは経営が成り立たないわけですが、それでも私の医院では二〇分から三〇分かけて診療していました。現在はなかなか昔のような時間をかけた治療ができなくなってきて、一〇分から一五分で治療を行なっていますが、それは私自身が高齢になったのと、患者さんが五分間診療に慣れたせいか、そこまで要求する人が少なくなったせいもあります。しかしそれでは根本的に治すことができないために、比較的弱い「精神安定剤」を併用しながら、できるだけ多くの患者さんにカウンセリング治療を授けています。患者さんはソファに座っていただくなど、なるべく家庭的な雰囲気をとり入れるように努めてきました。

患者さんご自身だけでなく、お母さんも一緒に診察室に来てもらっています。お母さんだけに来てもらったり、あるいは「患者家族会」という集いを通じて、まずお母さんから変わってもらうことが治療では最も大切なことです。

子供たちが不登校になる原因は一人ひとり違いますが、なおるためには母親が子供の気持ちをすばやくキャッチして見抜き、子供に寄り添った対応をしてほしい。子供が何か悩みや問題を抱えたときに、いち早く気づいてあげるためには、ふだんからのコミュニケーションが大切です。「忙しいからあとにして！」などといわずに、たとえ一〇分でも家事の手を止めて、しっかりと向き合い、話を聞きましょう。子供の話を頭ごなしに否定しないで聞くことが大切です。それには子供が心を開いて、安心して話せる環境をつくることです。

そのためには、お母さんご自身の中の「無意識の自分」を自覚することがいちばん大切です。「自分がこのように育てられたから子供にこう接するのだ」という無意識下にある理由に気づけることです。それはなかなか自覚しにくいものですが、一度立ち止まって自分を見直してみてはどうでしょうか。

子供たちが無言で叫んでいることを聞いてください。子供を受けいれることは子供の成長にとって最も大切なことなのです。学校現場でも、先生があたかも親のようにがまん強く生徒を受けいれて、寄り添って見守る姿勢こそ、早期治療のために大切だということを理解していただきたいのです。

本書では私の患者たちという現実の症例を通じて、母親や父親、あるいは夫や妻が変わるプロセスをつかんでもらえるよう「家族の物語」にしました。

本書の成り立ちは、二年半前、私が出版した『心の病の診察室』（太陽出版、二〇〇八）を知って興味をもったライターの郷好文さんが東京からわざわざ私の山形の診療所を訪ねて来ました。郷さんと接点のあった私の娘からの推薦もあって、郷さんと共に本書を出版することになりました。彼は何度も私の診療所を訪れては、患者の許可を得てインタビューし、患者さんの手記やご家族の記録を読み込み、質問を重ねました。精神分析は一〜二年の訓練ではとても覚えることのできない内容ですが、私の恩師たちの著書やその系譜にある精神分析の専門家（精神科医の近藤章久氏やカレン・ホーナイ氏、社会学者エーリッヒ・フロム氏、名カウンセラー木田恵子氏ら）を研究し、さらに私が主宰する患者家族会にも出席して、〝生の声〟を集めました。

各症例には伝えたいねらいがありますが、「こうすればいい」というノウハウを伝授するものではありません。それは一人ひとり、一家族一家族、みんな違うからです。ですから、「なぜ心の病になるのか」「寄り添った母や家族にどんな葛藤があったか」「どうやって患者たちが〝なおる〟に近づいていくのか」「そのために患者さん本人や家族はどうすればいいのか」「心の病が〝なおる〟とはどういうことなのか」……、それぞれの読者がそれぞれの立場で、考えていただきたいのです。医師の診断や助言はあくまで治療のひとつであり、主に治療をうながすものは患者を取りまく環境なのです。何よりいちばん身近な家族の存在なのです。

『家族医』というタイトルは、私の診療法が患者だけでなく、母親を中心とした家族を〝共に治す〟というものであることから、郷さんが命名してくれました。

家族はさまざまな問題の〝着火点〟になると同時に、唯一無二の〝消火剤〟にもなるのです。長年、家族の力を引き出すお手伝いをしてきた称号といえばそうなるのでしょうか。

必ずなおると信じて、あきらめず、あせらないで、気長に子供とのコミュニケーションを図っていきましょう。

二〇一八年一月

著者

家族医——心の病がなおっていく道　目次

家族医——心の病がなおっていく道

【本書を読むガイド】

一、本書に登場する患者やその家族はすべて実在の人びとであり、すべて仮名である。

二、各症例の構成は原則として、心の病の始まりから、小松医師の治療、回復していくまでのプロセスを順を追っている。

三、各症例は、小松医師も登場人物のひとりとして三人称に書かれている。その理由は心の病が回復していくプロセスでは「医療もそのひとつの要因」だからである。患者自身の苦闘、家族の力、同じ病をもつ人びとの励まし、書籍等からの医療情報や、患者を取りまく組織や団体、ペットや自然環境、時間のうつろいなどさまざまな要因がある。それらをすべて描いていくのが本書のねらいである。

四、本書は読者を「病をもつ人」と「その家族」を第一とするため、医学的専門情報には立ち入らない。しかしながら、小松医師の考えや、心療内科治療の理解を深める情報を、本文中に［注］を付して各話本文末で紹介した。小松医師が精神分析やカウンセリングを授けられた恩師の著作、小松医師自身の診療方針や診療スタイル、その他の情報や文献である。

五、本書では「治る」という語を漢字ではなく「なおる」とひらがなで書く。小松医師によれば「浮き沈みがあっても社会に出てなんとか働ける」状態まで上げていくことが心療内科治療の目的である。完治という意味の「治る」でもなく、外科的な「治癒」でもないことから、平仮名で統一した。詳しくは第七話『心の病の「なおる」について』を参照していただきたい。

第1話

〝あったかいもの〟をとり戻すために

――ヒロトさんの症例から

◆この症例のテーマは「母が変わること」である。子どもの引きこもりのほんとうの原因に気づき、それを受け入れ、自分を変えようとするまでの母の心理の変化が軸になっている。小松医師による精神分析およびカウンセリングが無意識下にあるものを表面に出し、母と子をどのようにリードしていったのかを読み解いてほしい。

◆主な登場人物
不登校になった神田ヒロトさん（高校生時代に発症、執筆時二五歳）
ヒロトさんの母、神田圭子さん
ヒロトさんの父、神田純一さん
ヒロトさんの祖母、京子さん

◆「こんな学校、来るんじゃなかった……」

ふり向くとそこには誰もいなかった。ほとんどの生徒がイスを片づけもせずに、一目散《いちもくさん》に出口に向かって走っていた。両手でもち上げたパイプイスがずっしりと重たく感じられた。イスをたたむと、新しい学校への期待でふくらんだ胸もしぼんでいくような気がした。

その日、山形県下のある高校の体育館では、入学説明会が開かれていた。そこには新一年生になる「ヒロト」さんがいた。説明の最後に、先生が「イスを片づけてから購買部で学用品の購入をするように」と言ったのだが、何も聞いていなかったかのようにみな購買部へと向かって行った。ヒロトさんは彼らの背中をジッと見つめたまま、自分のイスだけでなく、ほかの生徒のイスも一つ、二つ、三つとだまって片づけた。

体育館の後列には父母たちの姿もあった。そこにはヒロトさんの母・圭子さんもいた。母はイスを片づけてまわる息子の姿を見て、「しっかりしている」と誇らしく思った。もうひとり「しっかりしている」と見ていたのはある先生であった。二人ともヒロトさんが正義感に駆られて片づけていたと思ったのだが、彼の内心は違った。ヒロトさんの心には憤《いきどお》りより、失望感が広がっていた。帰宅するなり、母に言った。

「こんな学校、来るんじゃなかった……」

「どうして?」と母親がきいた。

「高校に入れば尊敬できるやつがいると思ったんだ」

それを言ったきり、息子は黙ってしまった。

入学式が終わり、クラスも決まって、担任になったのはイスの片づけを見ていたあの先生だった。先生はヒロトさんに「学級委員にならないか」と勧めた。「まわりに左右されず率先して動けるから」と理由を話した。ヒロトさんは一瞬躊躇《ちゅうちょ》したが、期待に応えようと学級委員を引き受けることにした。しかし、それは試練の始まりでもあった。

学校でも家庭でも何ごともなく日々が過ぎていったが、五月に入ると〝異変〟が起きた。ある五月晴れのさわやかな風の吹く朝、ヒロトさんが「足が痛い、背中が痛い」と言いだしたのだ。不安に思った母は近くの医院に連れて行ったが、診断はつかなかった。

そこで総合病院に行ったがそこでも原因はわからず、痛みも収まらなかった。病院で紹介された大学病院へ行き、さらにその紹介で難病の専門医に行くと、リウマチ性疾患の「線維筋痛《せんいきんつう》症《しょう》」と診断された。全身の痛みを伴う原因不明の病気である。[*1] ヒロトさんはのたうちまわって痛みを訴え、時には動けなくなるほどであった。心配した母は、「息子が治るためならどんなことでも」と疫病除けのために「お祓《はら》い」までしてもらった。

なんとか二学期の終りころまでは通学したが、一二月のある日、ヒロトさんの心を折る〝できごと〟が起こった。それは廊下で担任の先生に呼び止められた時だった。

「×××君！　おーい、×××君！」

怒鳴るような声が廊下に響いた。驚いてヒロトさんが振り返ると、そこに担任の先生が何度も執拗に叫んでいる姿があった。どうやら自分に向かって叫んでいるようだ。だが、「×××」は「ヒロト」とは違う名前であった。「名前さえ覚えてくれなかった……」

ヒロトさんは悔しさに唇をかんだ。

先生の呼び声は彼の体にぶつかって、通り抜け、行き場なく廊下に消えた。そこにほかの生徒の〝クスクス〟という笑う声も重なった。学級委員への抜擢《ばってき》は虚しく思え、笑う生徒たちに失望した。帰宅するなり母に言った。

「先生も信じられなくなった……」

母は学校の説明会で、「こんな高校に来るんじゃなかった」と彼が言ったのを思い出した。

ヒロトさんが都会から山形に引っ越したのは小学校二年生の途中で、転校が決まったときには親友と別れるのがイヤで、泣きとおしていた。しかも、山形の学校に来てから〝親友〟と呼べるまでの友だちもできなかった。だからほかの中学からも生徒が集まる高校に入れば、今度こそ尊敬できる友だちが〝見つかるはず〟と期待したのだ。ところがその期待は、イスさえ片づけない生徒ばかりという現実を見て、すっかり裏切られた。その失望は担任の先生への不信感で決定的になった。

それでも二学期が終わったクリスマスの日、親子三人で楽しくケーキを食べていると、何ごともなかったように思えた。痛みも治まってきたようだった。一抹の不安は息子の〝表情〟である。どこか「弾むもの」がなかった。生気を失ってしまったように見えた。母がそんな息子の具合を知人に話すと、知人は「この本を読んでみたら」と一冊の本を手渡した。タイトルは『心の病の診察室』（太陽出版、二〇〇八）とあった。ページを開いていくと思い当たることがいくつもあった。読み進むうち、母の脳裏にある疑問が広がった。

「息子は体の不調ではないのではないか?」……。

三学期のはじめの登校日。ヒロトさんは「腹痛」を訴えてうずくまった。この日を境に不登校が始まった。母が抱いていた不安（「体の病ではなく、心の病ではないのか」）が的中してしまった。

担任の先生からの連絡は、「登校できるかできないか、毎朝電話をください」とだけ告げられた。その話ぶりはどこかひとごとで、事務的であった。母は毎朝ロボットのように、「今日は行けません」「今日もまた行けません」と電話をくり返した。不登校が続くと今度は、「進級にはテストを受けてほしい。テストを受けるには学校のカウンセラーと面談が必要です」といわれた。母はヒロトさんを連れてカウンセラーと面談した。カウンセラーは精神科医を勧め上げて学校医になった人だった。

「担任の先生はどなたですか?」

そうきかれて、担任の名前を挙げると、学校医はうなずいた。

「息子さんは人を見る目があります」
「先生に問題がある」……。それこそが母が聞きたいセリフであった。

学校医から精神科受診を勧められると、母は本の著者が開業する「心療内科」に予約を入れた。初診は三カ月待ちだった。その日を待ちわびながら、ワラをもつかむ思いでできることをしようと思った。それは著書にあった「無理にでもニコニコする」であった。

◆「学校に行くことではなく、自立することが目的です」

著書には次のようなくだりがある。

幼児が発するSOSのサインとして「元気がなくなる」「表情が暗くなる」「無口になる」「ひとの顔色を見て合わせようとする」「朝起きると腹痛を訴える」などがあります。子どもの成長に従い、SOSは「不登校やひきこもり」「家庭内暴力」「家出」に変わっていく。そうなる前に子どもと向き合い、触れ合う時間をたっぷりとってあげてください。「無理にでもニコニコする」「ぎゅっと抱きしめる」「子どもの話をよく聞いていることを伝えるためにうなずく」ことが大切です。

（『心の病の診察室』一五九〜一六〇頁）

ところが笑おうとしてみると、ただ顔が引きつるばかりで、鏡に映る顔は少しも笑っていなかった。

「自分には笑顔がない……」

母は、「この顔で息子を見ていたのか」と愕然とした。

そこでモデルが口角を上げるための「割り箸をくわえるトレーニング」を試してみた。「口角を引き上げると、自然で穏やかな笑顔になる」とある。笑顔は自分の気持ちを明るくするだけでなく、相手の緊張をほぐしたり、相手の気持ちを前向きにさせる効用があるらしい。そこで毎日、仕事に行くクルマの中でも唇を「いーっ」とさせてルームミラーで映した。トレーニングを重ねるうちに、なんとかぎこちなくも笑えるようになった。

その表情のおかげなのか、息子はつらかったことをポツリポツリと語り出した。お使いのときに〝お釣り〟をだまって使ったことがあった。そのとき母はひどく叱ったのだが、息子からその訳は語られないままだった。いま、こしらえた笑顔で話しかけると、なぜ母のいうことを聞けなかったのか、息子は打ち明けてきた。

「お母さんだって、おばあちゃんのいうことを聞けないだろう。ぼくは、お母さんがおばあちゃんに怒られているのがイヤだった。お母さんを助けたいと思った。だけどお母さんは、おばあちゃんのいうことを聞かないだろう。だからぼくもお母さんのいうことを聞かないと決めたんだ」

母はまさか〝自分が原因〟だとは思ってもみなかった。

「ぼくはおばあちゃんや、いとこにいじめられて助けてもらいたいのに、お母さんは怒ってばかりだし、お父さんはいつも逃げていた」

母の精いっぱいのつくり笑顔は息子の〝心の叫び〟を聞いて、再びこわばってしまった。

不登校が続き、三学期が終わった初夏を思わせる陽気の日、母は息子と連れだって小松医院を訪れた。ヒロトさんを診察し、母からヒロトさんの訴えや過去数カ月の出来事、そして学校側の対応とそれへの不満を聞いてから、小松医師はひとつ指摘をした。

「息子さんが学校に行くことが目的ではありません。自立することが目的です」

小松医師の言葉に、母は心の中で反問した。……「自立することですって？　息子はりっぱに育っている。学校は目的ではないですって？　悪いのは学校ではないか。大学に行かせなければならないし、そのためには良い成績も取らせたい。だから早く治してほしい」……。母はグルグルと考えをめぐらせた。

小松医師はさらに指摘を続けた。

「痛みの原因は〝心〟にあります。不登校の件はそのきっかけにすぎません」

小松医師は線維筋痛症やその他の身体的疾患を指摘せずに、痛みは〝心因性〟のものであると言った。こうした症例のほとんどすべてに幼少期の心のキズがあり、それは母親の子どもへの愛情不足や愛情の偏り、母親の不在によって引き起こされている。体の痛みは心の痛みの現れであり、その症状をさかのぼると、母が育った環境にも要因があり、母親自身がその母親から愛情を注がれていないために、子供にも与えることができないのだと説明した。

母は小松医師の言葉を心から受けいれることができなかった。母である自分が悪いとしても、ほとんどすべての原因といわれるのは納得がいかない。学校にも、先生にも、責任があるのではないだろうか。友だちとの関係にも問題があるのではないだろうか……。

だが、かたわらにいる息子を見ると、幼いころの明るい顔はすっかり影をひそめて、たましいの抜け殻のような、無表情な土気色した顔がそこにあった。反論を口にすることはできなかった。何かにすがるしかなかった。

「わたしはこの子の明るい表情をとりもどしたい……」

しぼりだすような母の言葉に、小松医師は小さくうなずいた。

「お子さんの年齢からすると時間がかかるかもしれませんが、きっと良くなります」

◆ほんとうの患者は誰なのか？

小松医院の診療の特徴は、子供の心の不調で来院しても、その治療の大半を母親のカウンセリングにあてることである。その理由を小松医師は次のように語る。

「精神疾患は内因性のものと、心因性のものとに大別されます。内因性はテンカン、統合失調症、ある種の〝うつ〟（大うつ＝二週間以上続く抑うつ気分）など、『精神病』と呼ばれるもので、精神科で治療をします。一方、心因性の疾患は、抑圧（無意識の領域に押し込められて意識上にのぼってこないこと）された幼少時の心のキズで発症するため、精神分析療法による治療を行ないます。そこでは母親との関係が出発点にあります。幼少期の心のキズはさまざまなかたちで現れてきます。早い人では二～三歳でその影響が現れますが、多くは思春期に問題が表面化して、それがパニック症状や不安障害、過食症や拒食症などの摂食障害、リストカットなどの自傷行為などとなります。私が診てきたこうした症例のほとんどが〝母親〟が原因です。ただ、最初からそれを認めることのできる母親はいません」

患者の愁訴《しゅうそ》を聞くのが医師の役割である。だが心の病の場合、おうおうにして母親がその代弁者となる。そして、おうおうにして母親は環境のせいや、誰かのせいだと訴える。だが、母親は自分の世界からだけ子どもを見ており、それは子どもの本当の心を映していない。心因性の病として、表面化したことの奥にあるものをオモテに出していかねばならない。その治療の根本を小松医師は、精神分析療法の訓練を受けた治療者による治療（精神分析やカウンセリング）にあるとする。

「心は氷山の一角によくたとえられます。海面上に出ている部分が〝意識〟であり、水中に没している部分が〝無意識〟です。無意識のかたまりの中には抑圧された感情が閉じこめられており、何かのきっかけでそれが噴出してきて、心因性の病の症状となります。精神分析は、その無意識を少しずつ引き出してきて、ほんとうの自分と向き合うことによって心を治していきます」

それゆえ、患者と見なされた子どもだけではなく、むしろ母親を中心に進めていくところに小松医師の治療の特徴がある。言い換えれば、「ほんとうの患者はどちらなのか？」という問いかけでもある。

精神分析を受けた最初の数年の思いを、母はこう回想する。

「最初は息子とともにカウンセリングを受けましたが、やがて私だけが通院することになりました。それからは怒りがうず巻く日々となりました。わが母に対する恨み、夫に対する腹立たしさで、通院するたびに心の中に嵐が巻き起こりました。まるでジェットコースターに乗って、悲鳴をあげている気分になりました」

小松医師のねらいは母への〝気づき〟のうながしである。母を治療しなければならない理由をこう説明する。

「お母さんが子供と一緒にカウンセリングに来るときは、子どもは治る可能性が高くなります。来ない場合は治らないばかりか、子供が自殺することもある。そういうのを何例も見てきました」

母親が来ることを拒む場合には（第3話のユキさんや第5話のオカダさんの事例が示すように）治療に時間がかかったり、代理母の設置など治療の進め方に工夫が必要となる。死去などで母親が来れない場合も（第2話のマキコさんの事例のように）なんらかの工夫を要する。母親が来ても、積極的に治療に参加していないと子が思う場合は（第6話のエリコさんの事例が示すように）治療が進みづらい。心の病において母子関係が重要であることは多くの精神分析家や医師が指摘しているが、[*2] 小松医師にとってもそれは一〇〇〇例以上の患者を診てきた臨床医としての実感である。

「年をとったせいか、ときどき無意識に『おかあさん！』と口にしていることがあるんです……。小松医師はそう言って笑う。「とにかくそれだけお母さんという存在は大きいものなのです」

さいわいにしてヒロトさんの母は学ぶことができる母だった。それでも〝母なるもの〟という本来の母性[*3]に気づけるまでには、三年を要した。

◆「お母さん、逃げてる！」

まず、ヒロトさんの水面上に出ている「氷山の部分」から見ていこう。

小学生までのヒロトさんは〝才知ある子〟として育っていた。ヒロトさんの名前にはある願いが込められていた。名前を決めたのは夫であった。

「展覧会の最中に生まれたんだから、〝展〟という字をつけよう」

夫は早産で生まれた子に、自身の作品を展示していた現代アート展覧会にちなんで「展」

という字をあてることに決めた。ヒロトさんの父はアート作家であった。「展」には、のばす、ひらく、見渡す、才能を広げる、という意味があった。〝ひろげる〟を〝ヒロ〟と読ませてヒロト、展人……。文字どおりそういう子どもに育っていった。

「印象ぶかいのが幼いころの笑顔です。屈託《くったく》のない、天真爛漫《てんしんらんまん》という表現がぴったりで。電車に乗ると、見ず知らずの人が『この子は顔相がいいね』っていってくれました。それも一度ばかりか二度も……」

屈託のない子は、一方で引っ込み思案なところもあった。

「みんなが『やろう！』というときは、最初は入ってこずに、外からジィーっと見て、納得するとやってきて、またたく間に覚えてやってのける。『そういう子ですね』といわれました」

幼稚園の教諭は、ヒロトさんを指して「内側に入れば力を発揮するが、なかなか人の輪に入らない」性格を指摘した。しかし、たんに内気でこもりがちという性質でもなかった。

小学生になるとその才知の片鱗《へんりん》が示された。スポーツはつねに学年で五番以内、勉強も一〇番以内と、できる子だった。学校外でもサッカーをしてプレーぶりをコーチに褒められる存在だった。

小学五年生の時のこと、学校の相撲大会で「弓取り」をしたことがあった。相撲に力を入れている学校で、校庭には土俵があった。その土俵の上で弓取りを独り練習するヒロトさんの姿を見た先生は母に言った。

「力士の弓取りのビデオを渡したら、ひとりで覚えちゃって。すごく感動すっから楽しみに待ってて……」

当日、弓取りの時間になると、ザワザワしていた土俵まわりがヒロトさんの立ち姿で静まり返った。ゆっくりと弓を回し、次第に速くなり、前から後ろへ、下から上へ舞わせ、空に向かって高く掲げられて静止した。会場は大きな拍手につつまれた。凛々しいその姿に母は誇らしかった。

ヒロトさんの小学校時代までの成長ぶりはすばらしいものがあった。一方で、その心の底には成長を阻むものが静かにたまっていた。小松医師は、カウンセリングによってヒロトさんと母親の間にあるものを探り、母親に適切な圧力（プレッシャー）をかけて〝ヒビ割れ〟をつくり、彼の心の自由を奪う〝根元〟となっているものを表出させようとした。

それは引きこもりが続いた三年目のある日のカウンセリングのことだった。小松医師は母にヒロトさんの幼少期の育て方をきいた。

母親「自然との触れあいを大事にする幼稚園で、アニメは好ましくない、戦隊ものオモチャはダメという方針もあって、息子が小さいころはテレビアニメやゲームをほとんど禁止していました」

小松「禁止はよくないですね」

母親「そうなんですか。泥んこ遊びも手づくりもいっぱいしたんですよ」
小松「きみはそれがしたかったのかな?」
ヒロト「最近アニメをみていて、禁止されていたことを思いだした」
小松「なにを?」
ヒロト「友だちが呼べなかった」
小松「どうしてかな?」
ヒロト「迷惑をかけると思った」
小松「迷惑?」
ヒロト「なんだか場違いな家だから……。ゲームもないような家に呼んだら迷惑がかかると思った」
母親「当時、私の母と同居していたので、家では『友だちを家に呼ばない』という暗黙のルールがあったんです」
小松「それで呼べなかったというわけですか」
母親「それで引っ越すことにもなったんですけど。でもヒロト、そんなこともいえなかったの?」
小松「いまの言葉、違和感がありますね」
母親「違和感?」

ヒロト「そうだよ、お母さん逃げてる！　言えなかったんじゃなくて、お母さんがいわせなかったんだ！」

息子に目の前でそういわれて母はショックを受けた。……「わたしがヒロトから逃げている」「わたしがいわせなかった」というのだ。そんなふうには思ったことがなかった。息子の本心を聞いて、初めて彼のつらさに思い至った。懺悔《ざんげ》をしても、したりないと思った。それがほんとうだとすれば、私はなぜそうしてしまったのだろうか？

さらにショックだったのは、息子が母にはいえない本当の気持ちを小松医師にはいえることだった。

小松医師は落胆した母にやさしく話しかけた。

「お母さんには無意識のうちに子供を抑圧してきた年月があったのです。その年月の抑圧が不登校というかたちで出てきたわけです。育て直しには、子どもが一歳、二歳、三歳と成長するように、一年、二年、三年とかかる。自立するまでには抑圧された年月と等しい治療期間がかかるものです」

小松医師は治療方針を「母親に考えてもらうこと、変わってもらうこと」として、この日からカウンセリングの重点は子供から母親に移っていった。それは母が子を知り、自分を知り、自分の母を知り、夫を知り、そして家族という〝家〟を建て直す体験であった。

「人は一年に一歳しか年をとらないですから……」

小松医師に「ゆっくりいきましょう」といわれて安心した母は、月に二回、ひとりでカウンセリングに通いだした。一つ一つ思い起こしていくと、気づきが増えていった。

◇生まれたとき最初に抱きしめてあげなかった

母は「かまってやれなかったこと」から想い起こしていった。最初は、ヒロトさんとの初めての〝出会い〟が生まれて三日後だったことだ。

早産の子であった。仮死状態で生まれ、三日間保育器に入れられていたのだ。母親はICU（集中治療室）にいた。まだ〝息子に会いたい〟と話せる余裕もなく、病院側が連れて来てくれるものだと思っていた。ようやく看護師が「赤ちゃんの顔、見ますか？」と声をかけてくれた。母親は即座に「ハイ」と答えたが、のちに天真爛漫に育つ子の顔を見たのは、生後三日目のことだった。

「そのことを想いだして、最初にひとりぼっちにしたことは、息子にとってさみしかっただろうなと思いました」

そしてこうもつづけた。

「息子は何かいいたかったのだろうと思います。わたしはその訴えにどれだけ耳を傾けてきたでしょうか……」

出産前後の期間である周産期《しゅうさんき》の母と子には、深い関係が築かれる。当時を思い出した母は、その機会を「損なってしまったのではないか」と後悔した。[*4]

母は息子が幼稚園の頃のことも想い起こした。その幼稚園ではできるだけ自然な遊びをさせ、アニメを禁止するなど独特な方針を持っていた。母親同士で、いかに子供を優秀に育てるか、活発に意見交換もしていた。教育話に花を咲かせているとき、ヒロトさんがプールで泳いでいた。母はてっきり楽しんでいると思ったら、本当は溺れかけていたのだった。あとで「なんで助けてくれないの！」と泣かれてしまった。

きわめつけは花火大会であった。夫の純一と三人で海沿いの花火大会を見に行き、浜辺で息子をはさんで座った。夜空に勢いよく花火が広がった。「すごいねー、きれいだねー」といっているうちに、花火の打ち上げの失敗か、火のかたまりが三人を目指して落ちてきた。

「あろうことか、とっさにわたしと主人は二人とも自分をかばうために左右に体を避けたんです。火は真ん中の息子に当たってしまいました」

火の粉は大きなものではなく、ヒロトさんは小さなヤケドですんだが、代わりに大きな声で泣き叫んだ。痛みよりもかばってくれなかったことが悲しかったのだろうと、母は思い至った。

母子の距離がさらに広がっていったのは、ヒロトさんが二歳になったとき、内職の誘いがあってからだった。

「三歳になるまでは自分で育てようと思ったのです。ですから出産後、会社をやめて専業主婦として子育てをしました。ところが息子が二歳になったころ、内職を始めたんですね。近所の工房からもらう編み物の仕事で家で働ける。これなら子育てもだいじょうぶと思ったのですが、わたしの編んだ作品を工房が認めてくれて、『工房に通って働かないか、子供は連れてくればいい』といわれると、いつしか仕事にのめりこみました」

工房では二歳のヒロトさんが、母の足元でうずくまってスヤスヤと寝た。その規則正しい寝息と、編み機が左右に引かれる音が重なりあってリズムをきざんだ。編み物をする女性たちの囁きのような会話によって、寝息も編み機の音も小休止と再開をくりかえした。穏やかな空間で、母は小さな罪の意識を感じつつも、仕事に集中できることをありがたく思っていた。

「三歳になると、こんどは営業の仕事をまかされました。外出時は工房の先生が息子をみてくれました。わたしは自分の能力を認めてくれる先生の期待に応えたい気持ちでいっぱいでした」

工房の営業活動で一日中外出して、夕方遅く帰宅したときのことである。母はヒロトさんに言った。

「ごめん、ごめん、遅くなって。いっぱいゲームができたでしょう」

息子は首を振った。

「どうして?」

「だってお母さんが一時間以上はやっちゃだめだっていったから」

一家が山形に移住したのは、ヒロトさんが小学校二年生の頃だった。

ヒロトさんの祖母は子育てを終えてから「田舎暮らし」をしたいと思い立ち、その地に山形を選んだ。農家を改装して移住した。最初に〝妹夫婦〟を招き寄せ、それなら「一緒に」と姉夫婦と子供、つまりヒロトさん一家も移住することになった。

「わたしはずっと母との間に心のミゾ（溝）を感じていたんです。そのミゾが埋められるならという思いもありました」

祖母は若くして夫を亡くした。そこで女手ひとつ、働きながら二人の子ども（姉妹）を育てた強い女であった。ヒロトさんの母は長女であり、そのため妹よりも母親の強さの影響を強く受けたのだろう。その「強さ」とはどんなものだったのか。

「親分肌です。家を仕切ってなんでもテキパキとこなす母をわたしは尊敬していました」

親分肌とは、別の表現でいえば〝支配〟である。

「祖母との同居生活はきついものでした。老いてもなお、家のすべてを決めたがり、すべてに口を出し、きびしく諭《さと》しました。祖母の監視下、わが家はつねに緊張感が張りつめていました」

家にはつねに祖母の〝クモの巣〟のような支配が広がっていた。祖母は家にいる人すべてのやることとなすことに口を出した。親は学校行事に行く必要はない、と勝手に決めた。ヒロトさんは家でのゲームは禁止されて、友だちを呼べなくなった。祖母の〝圧力〟だけでなく、いとこ（母の妹の子）にもいじめられた。その苦しさを叫ぼうにも母は聞いてくれそうもなかった。父はいつも無言だった。そこでこんな「抗議文」を書いて母に突きつけた。

「おばあちゃんはお母さんをいつも怒っている。ぼくはお母さんを助けてあげたいと思ったけれど、お母さんはかげでおばあちゃんを怒っている。お父さんはいつも逃げている。みんなぼくの話を聞いてくれない。だからぼくも親のいうことを聞かないことにした」

「子育て」について夫に相談しても、話し合いにならず、最後はいつも怒りのぶつけ合いになった。

「正しい育児をしているからあなたは黙っていて！」

というと、夫はやんわり言い返した。

「子どもってそんなもんじゃないんだよ」

夫は孤独な家庭環境で育った。母親との触れ合いも少なかった。中学・高校のころ、家にはほとんど寄りつかず、アルバイトをしながら友人宅を転々として学校へ通った。やがて、会社勤めからアート作家となり、個展も開いた。よくいえば自由人、現実には〝家なき子〟でもあった。

妻は芸術への夢を捨てきれず、就職後にデッサンを学ぶために美術教室に通った。そこで彫刻の勉強をしていた夫と知り合った。二人の土台には芸術への理解と夢があり、似た者夫婦になれたはずだった。

夫は親との〝接触〟のない愛情不足の子であり、妻は親に〝支配〟された愛情不足の子だった。二人の心の底に流れるのは、お互いに愛が欲しくて、飢えていて、求め合うばかりで出し合うものがなかったのだ。

ヒロトさんは母への抗議文だけでなく「綿密な家族殺害計画」も練っていた。小さくて力の弱い小学四年生でも、大人を〝みな殺し〟できる方法である。ノートにはその細部まで描かれていた。

祖母の支配下の日々の暮らしの気苦労で、母は体調を悪くすることが多くなった。カゼの症状が続き、微熱を出して寝込んでばかりいた。そこで、ついに祖母の仕切る家を出る決心をして、山形の別の住居に引っ越した。

◆「わたしは〝ヒゲ〟を生やした母でした」

神田さん家族の「意識の上にある氷山」がわかってきたところで、今度は水没した無意識にある氷山に割れ目を入れていく。精神分析で語られたことを「解釈」[*5]していくプロセスである。

小松医師は幼少期の心のキズについて次のように説明する。

「よく誤解されるのですが、〇歳児、三歳児、五歳児と子供がいた場合、いちばん影響を受けやすい年齢は〇歳です。五歳や七歳の記憶や意識が強く持てる年齢よりも、生まれてから一歳未満の子供のほうが、母親との肌の触れ合いを通じた愛情を強く受けとることができます。逆に愛情を授かることができなければ、生涯影響を受けることになり、統合失調症にもかかりやすいと考えられます。ですから一歳までに抱っこする、母乳で育てる、話しかけるという母性愛がもっとも大切なのです」

子供の最初のコミュニケーションは母親が相手であり、母乳（授乳）を通じて、また肌の触れ合いを通じて話しかけ、対話する。こうした行為は母子間に強い「ラポール」（親和関係）を構築し、信頼関係をつくる。それゆえ、生後すぐに抱きしめてあげることは、子どもに安心感をもたらすのである。しかも、たとえそのとき十分でなくても、それに気づいてたっぷり触れ合えば挽回できるという。

「それには愛情がたくさん注がれなければならないのです」

だが、母の圭子さんはがむしゃらに働きだしてしまった。圭子さんは働きだした理由をこう語った。

「わたしは高校生のころ、父を病気で亡くしました。ほんとうは芸術系の大学に進学したかったんです。夢は断たれて、高校で紹介された就職先に勤めました。父の分も頑張らなきゃいけないし、負けたくないのでがむしゃらに働いたんです。すぐに上司に能力を認められ、経営陣を相手に発表までするようになりました。それはやりがいがありました」

「だれに負けたくなかったんですか」と小松医師が聞いた。

「大卒で入ってきた同期の社員たちです」

小松医師は、母・圭子さんにある「学歴コンプレックス」と「野心」を指摘した。母をつき動かしていたのは学歴コンプレックスであり、自分が成し得なかった栄光である。それがそのまま子供の教育に転化していった。教育熱心な幼稚園の選択、自由よりも勉強やしつけ（躾）の優先、禁止という育て方である。

「禁止はいけません」

小松医師は、理由を説明せずに一方的にする禁止は、子供の心の中にオモリのように沈んで自由を奪うという。しかも「言葉で禁止されたこと」には時効がなく、生涯にわたって続くことさえある。それはいみじくも、先のヒロトくんの「だってお母さんが一時間以上はやっちゃだめだっていったから」という禁止の言葉からも伺い知ることができよう。

小松医師がさらに強い懸念を示したのが、子供を〝無視〟したことだった。

「子供にみられる心の病の症状は、母親や他人に合わせて生きてきたために、心が死にかけている自分と抑圧から解放されて真の自己（自分なりの本来の生き方）を求める無意識の叫びとの葛藤です。母親は近くにいるのに声をかけてくれない。それどころかだんだん遠くにいなくなってしまった。子供にとって過保護や過干渉はよくないですが、もっとよくないのは無視されること、ネグレクトです」

母親は、認められたい欲求（承認欲求）が強く、仕事への没入が強いために、子供の存在が希薄になったのだ。

小松医師は必ずしも母親に「子育てに専念すべし」というのではないが、近年とくに愛情がなかなか〝出せない〟母親が増えたという印象を持っている。出せない原因になっているのが〝負の連鎖〟である。

「生い立ちまでさかのぼって話を聞いていくうちに、母の自分への無関心や偏愛の態度に気づき、さらにその母親（祖母）が同じように無関心や偏愛をしていることに気づきます。その事実を知り、原因を知ることによって、母への怒りが薄らいでいくものです」

ヒロトさんの祖母が強い人になったのは夫が早逝したせいであるが、不思議な符合というべきか、祖母の母（曾祖母）もまた夫を早く亡くしていた。二世代続けて「強くならねばならない母」がいた。その強さの系譜が圭子さんにまで連なっていた。

圭子さんは語る。

「どこに行くかも、何を食べるかも、何を買うかも、すべてに男に先んじて暮らしのあらゆることを決めて、家の中に上下関係をつくる。わたしも無意識にそれをやっていました」

母の〝強さ〟の正体は、母親らしい母性ゆえの強さではなく、家から失われた父性を背負った〝ヒゲ〟を生やした強さだった。ヒゲを生やした母は、夫を押しのけてリーダーシップを握り、子どもの支配者となったのだ。

小松医師はいう。

「父親がいなかったり、しっかりした父性がないと、母親にヒゲが生えてくるといいます。それがあなたにも受け継がれていたんですね。母親が自分の〝母親愛〟のほんとうの姿に気づいて、子供にすまなかったとあやまることができれば、母も子も、穏やかな顔つきに変わってくるものです」

母は自分のヒゲを落とそうと決心した。

◆母がヒゲを落とし、子が自由になるとき

母から子への愛情とは、どう伝えるべきか、どう伝わるものなのだろうか。ヒロトさんの母が、幼稚園の時から始めた読み聞かせのシーンを見てみよう。

「物語にも興味をもつ好奇心の強い子でした。最初は『機関車トーマス』『こどものとも』といった絵本でしたが、次第に『ハックルベリー・フィンの冒険』[*6]のような冒険物語へと移っていきました。読んでいるわたしもワクワクして……」

小学校四年生からは、子供のための世界文学全集で『三国志』[*6]を読みだした。すると、それまでそばで座って聞いていたヒロトさんは身を乗りだして、母の読みあげる本をのぞき込んだ。

そして言った。

「お母さん読むの遅い！」

「自分で読む？」

そう聞くとうなずくので、本を渡した。やがて一人で学校の図書館に行きだした。

「その姿を見てわたしは『自立しだしたんだな』と満足していたのですが……」

不登校になってしばらくのころ、小松医師のカウンセリングによってヒロトさんに幼児期への退行現象が出た。いわゆる「赤ちゃんがえり」といわれるものである。退行現象（赤ちゃんがえり）は、幼児期から成長期へと、子育てをやり直すことで適応障害を回復させるプロセスである。

ヒロトさんは記憶をたどり、ゆきつもどりつの意識のなかで、「読み聞かせ」のことを思いだした。そして、こう言った。

「そういえばお母さん、ぼくに本を読み聞かせしてくれていたのに、なんでやめちゃったの？」

その言葉に母親の思考が乱れた。

「息子は『やめちゃった』と思っていたんです。息子はもっと読んでほしかったのだと思いあたりました」

小松医師はそれをこう解釈した。

「ヒロトさんは自立したわけではなく、心の中でただ母がいなくなっていたのです。注がれるべき愛がまだ不足していたのでしょう。これまで彼がしたくてできなかったことをしてあげてください」

母は禁じていたアニメ番組や映画を息子と一緒にみることにした。アニメを上映する映画館にいくと、幼い子供を連れている親子連れの中で、背の高い息子と母ふたりのペアであった。好奇の目で見られたが気にしてなんかいられなかった。息子が好むアニメ、『ブレンパワード』には、親への強烈なメッセージもあった。*7

「ぼくを自由にさせて。パパとママは仲良くして。そうすればちゃんと生きられる」

山形に転居した頃からヒロトさんが始めたサッカーにもわけがあった。

それは地元の少年団のチームで、中学校にはサッカー部がなく、少年団のコーチが中学校にかけ合って「部をつくろう」と動いた。結局、部はつくれなかったが、活動はできるようになった。

「コーチは元名選手で、押しが強い人でした。学校とずいぶんやり合ったことをヒロトが気にして、サッカー熱が冷めたようでした。ところがあとでカウンセリングから別の理由が浮かび上がりました」

それは、家でいつも父と母がケンカばかりしていたので、帰りたくなくてサッカーをしだしたというのだ。ヒロトさんにとってサッカーは、楽しむべきスポーツではなく、いがみ合う両親からの〝逃避の場〟だったのだ。

母はまず、夫婦が仲良くならなければならない。それは〝触れあい〟だと思った。そのとき、ひとつ想い出したことがあった。自分の母（祖母）と〝触れあえなかった〟体験である。

「母と狭い道を並んで歩いていたときに自動車が来ました。『よけて』といってわたしが母の腕に触れると、そのとき母は心底イヤな顔をしたんです。母は娘のわたしには触られたくなかったんです」

そういう母が無意識の中から顔を出してきた。自分もそうなっていた。そこで圭子さんは触れあいをするための行動を考えてみた。

「毎晩寝るまえに握手して寝ることにしました。それを夫と息子と三人でやろうと。あとはハグ。わたしが息子とハグしたかったのですが、それには理由がありました。乳がんになって乳房を全摘したとき、子どもを抱っこできず、一緒にお風呂に入れなかった。『あのときの穴埋めさせて』とお願いしたんです。そしたら『いいよ』って。そう息子はいってくれたんです。それから毎晩ハグしてから寝ることにしました。息子をハグすることがどんどん楽しくなっていきました。しょうがないからお父さんもねと（笑）」

だが、はじめからそうすんなりといったわけではなかった。夫も心を病んでいるから自分から近づこうとしなかった。だが妻がギュッとハグをすると、夫も子どものような顔になった。

しばらくすると、まず夫に変化が見られた。

「こんどは自分が家族を支える番だ」

そういって、経済的に自立できる自営業を始めた。さらには資格も取って、地域社会に溶け込もうとした。引きこもっていた息子はその姿を見て、

「手伝おうか」

と言いだした。慣れない肉体労働、最初は半日もしないうちにへこたれた。へこたれてもそれは、引きこもりだして八年目に訪れた〝変化〟であった。

積極性が出てきたヒロトさんは、ある公立施設に履歴書を送った。だが、書類選考で落ちた。

「学歴がないとダメだ……」

そうつぶやく息子に、母は手応えを感じた。そこで、

「県立の高卒資格をもらえる高校を受験しない？」

とすすめた。二人で説明会に行き、面接も受けた。入学するだろうと思っていると、その前日に彼が言った。

「やっぱり行けない……」

「でもお母さん、ひとつひとつ、確かめながらきたよね」

ヒロトさんは首を振って言った。

「お母さんが確かめるっていうことは、行けということだろう」

母はその言葉にハッとした。そして、「またやってしまった」「また考えを押しつけてしまっ

た」と唇をかんだ。

「わかった。もう〝コンリンザイ〟(金輪際)お母さんからは何もいわないから……。お母さんはつらい。でもヒロトはもっとつらいよね」

そう言ってしまったあとに、挑戦状のようなきつい自分の言葉に〝ハッ〟と気づいた。

「金輪際」とは仏教から出た言葉である。金輪は地下にあって大地を支える層とされ、金輪際はそのいちばん深い底の部分をいう。その下はもう何もない「世界の果て」ということから、「もうこれ以上はない」という意味になった。親とはその子を支えるだけの存在になればいいのだと、小松医師は何度もこういっていた。

「自分の意見をいわず、ただ見守ってください」

「ただ寄り添ってください」

それを守ろうと、つい口にしそうになる言葉をグッとこらえる修行のような日々が始まった。それでも本音をポロリと言ってしまう。すると息子が指摘する。

「そういうことはいわない!」

挑戦状のような言葉を発してしまって、唇をかんでいるとそこにまた、息子の声が聞こえた。

「自立って、自分で見つけたものでなくてはいけない。ここから抜け出さなければいけないと思っている」

子どもは親を受け入れ、失敗を許してくれる。子どものほうが早く成長をしていたのだ。

◆あったかいものが心の底を覆うまで

引きこもりだしてから八年、自立への芽が見えてきたとはいえ、長い年月である。その理由を小松医師はこう語る。

「良くなるまでには、苦しみをつくった年月分だけかかるものです」

ヒロトさんの苦しみの期間は、幼少から思春期まで一〇年以上という長い年月だった。良くなるまでにはその苦しみをつくった年月分がかかる。それを短くできるかどうかは母の気づきにかかっていると。

ヒロトさんの母の場合、それは三年目のあの日だった。

「息子とこちらに通院しだして三年目、先生が『禁止はとれません』といわれたとき、『自分なんだ、自分のせいなんだ』[*8]と気づいてからが、最初の変化だったと思います」

「お母さんがほんとうにわかると、子どもの治療は劇的に進行します」

母は神妙な面もちで答えた。

「でも、そのあともわたしはものすごくせっかちで、早く早くって自分を追い立て、人を追い立ててきました。だから病気を治すのも早く治したかったんです。それが先生のおかげで、一年一年の大切さに気づきました」

小松医師は〝その通り〟というように微笑んだ。

「家族三人で東京に日帰り旅行をしたり、学習施設や高校を見学したり、いろいろとしました。三人で出かけると必ず夫婦ゲンカが起きて、夫が息子にゴメン、ゴメンとあやまって、そういうのも糧にはなっていたのですが……」

「ただ寄り添うことです」

「それがなんとかできるようになるまでの八年でした。自分の意見をいわないで、ただ見守って、寄り添うことができれば、その時はじめて相手に変化が起きるんですね。相手が変化することで自分の気持ちにも変化が起きる」

小松医師はニッコリとした。母はつづけた。

「そのとき負の連鎖が〝正の連鎖〟になる。それが良くなる原動力なんですね」

「そのとおりです」

「そういえば先日、息子が自分から『ユニクロ行く』って言いだしたんです。『どうして?』って聞いたら、『おれって、上から下まで黒ばっかりだろう。ちょっとカラフルにしたい』って。『やった!』って内心思って、いろんな色を買いそろえたんです。色って心に入ってくるなあと。そういう変化がだんだん出てきたのがうれしくて」*9

それからさらに一年後のある日。

「もう一度、高校受験にチャレンジしたい」

息子が自分から言いだしたのだ。

母はうれしさのあまり涙がとまらない……。いつもならそうなるはずであった。だが、今回はそうはならなかった。その言葉を淡々と受け止めて、見守れる自分がそこにいた。自分の中でも変化が起きていた。

それを小松医師に話すと、「次回は息子さんと一緒に来てください」といわれた。

ヒロトさんと来院したのは最初の三年ほどで、それからあとは母だけがカウンセリングを受けに来て、息子と一緒の来院はまれであった。

診察室にヒロトさんがやってくると、その顔を見た瞬間、小松医師は言った。

「前、向いているね」

「エッ？　オレ、なおったの？」

小松医師は母親に向かって言った。

「神経症の症状というのはくり返しくり返し、行ったり来たりするのが特徴で、もうなおっているのに、まるでなおりたくないのかと思うこともあります。でも息子さんはもうだいじょうぶです」

ヒロトさんが晴ればれとした表情で言った。

「先生、オレ、親なんて前はめんどくさいなって思ってた。でも最近、両親とか親子とか、そういう漢字の意味じゃなくて、ほんとうに実感として、親を感じられるようになってきた。いまは必要だなって素直に思えるようになってきた」

小松医師はほほ笑みながら、言葉を返した。

「情がわいたんだね。親って、あったかいでしょう」

「ハイ」

となりで二人のやりとりを見守っていた母はただうなずいた。

「オレ、お父さんもお母さんに治してもらったと思う。でもそれは、裏を返せばお母さんが悪かったたってことだ」

母は、許されるならいつまでも小松医院に通い続けたいと思っていたが、それは自分の心の平安のためだった。だがこのとき、「区切りをつけて引き受けなさい」と小松先生にいわれているのだと思った。そしていま、その言葉を素直に受け入れることができた。

帰宅して夫に〝卒業〟のことを告げると、夫は「大丈夫なのか」といった。

妻は言った。

「ヒロトはあなたになんでも相談できるようになってきたじゃない。だからわたしも安心して卒業を受け入れられたの」

小松医師は息子の変化を、母の変化を通じて見ていたのだ。母の変化は三年目の「自分なんだ、自分のせいなんだ」という気づきに始まり、それから五年の間、コンプレックスと向き合い、祖母の子であること、ヒゲを生やした母であることと格闘した。さらに一年をかけて気づきを行動にして、〝支えるだけの存在になる〟ことができるようになった。

小松医院から卒業した一週間後、母は晴れ晴れとして語った。

「ようやく屋根ができた気分です。屋根は〝人〟という字に似ていて、支え合うもの。お父さんとお母さんが仲良く支えあって、ゆがまない屋根をつくってあげて初めて子どもは安心して自立ができる。私たちの家はペシャンコでした。だから足を広げて〝人〟という文字をつくるよう、屋根を上げなければならなかった」

その言葉に家族のたどりついた姿があった。

左右の屋根が夫と妻である。屋根は子どもの背が伸びるにつれて高くなってゆく。それは子どもを自立させ、夫と妻は父と母となってゆく。引きこもりになるのはその屋根が潰れているからなのだ。屋根を上げる力は本当の自分への気づきである。

「気づいたときからもつらかったのですが、小松先生にはどんなことがあっても態度が変わらず受け取めてくれる父性がありました。だからわたしが父性を出さなくてすんだ。母性を出すことに専念できたんです」

小松医師の治療はけっして饒舌ではない。患者・家族の〝心の池〟に言葉を投げかけ、そしてその波紋を見て、また言葉を投げかける……。それをくり返すことで澱《よど》んだ池を底から動かし、濁った水を流し出して、家族がみな水面に顔を映せる清冽《せいれつ》な池に変えていこうとする。それが治療に長い時間がかかる理由である。

ヒロトさんは二五歳になったいま、〝人〟というかたちの屋根を持つ家から再び高校へ通いだし、自立を始めた。ヒロトさんがこれからどんな夢を展（ひろ）げてゆくにせよ、池の底には「あったかいもの」が積もっている。

＊1　線維筋痛症（せんいきんつうしょう Fibromyalgia）は全身に広範囲の痛み、または体のある部分に痛みを感じる症状である。身体症状は微熱、倦怠感、疲労感、手指のこわばりや腫れ、関節痛、免疫力低下などで、精神症状は抑うつ、不安、焦燥感、睡眠障害、集中力の低下などである。歌手のレディー・ガガさんが罹患を公表したことで病名が広まり、日本にも推定二〇〇万人の患者がいるといわれる。リウマチや整形外科の疾患とちがって尿検査や血液検査、X線検査等で見つからず診断が困難であり、強いストレスが引き金ともいわれるが、病因は特定されていない。小松医院には線維筋痛症に限らず、「全身または部分の痛み」を訴え、身体的症状が治らないために来院する患者も多い。心の痛みと体の痛みには密接なつながりがあるからだ。

＊2　摂食障害の権威である山岡昌之氏（元国家公務員共済組合連合会九段坂病院副院長）が摂食障害医療への提言として指摘している文を要約しよう。
「近年の急激な患者数の増加については、患者本人の問題というより、母親が乳幼児の心的発達に

きわめて重要な、乳幼児が発する情緒信号を的確に読み取り、適切に応答する能力を十分発揮できる育児が難しくなった現代社会に問題があるように思われる。その意味で摂食障害はまさしく社会の病であるといえる。子殺し、親殺し、育児放棄などの増加を見ると、これらの社会現象は人類社会全体の病理を反映しているのではないか。摂食障害はこのような社会現象の代表といえる。我々は、母親の情緒応答性を高め、母子間の基本的信頼が再構築されるように治療構造を整え、母親に子ども（患者）を再養育させることにより、患者とその家族の病理を修正していくことを目的とした治療法を考案し実践しているが、本療法は摂食障害に対する原因療法に近いものと考えている」公益財団法人医療科学研究所『医療と社会』Vol.23 No.3

＊3　小松医師が奨める本のひとつに精神療法の古典『精神病者の魂への道』（シュヴィング、みすず書房、一九六六）がある。分裂病の入院患者に対する傾聴と観察の記録には次の一節がある。「私の患者さんのすべては、最も深い意味において、母のいないまま育ってきたのである」シュヴィングは女性にある「母なるもの」と「母親愛」を区別した。「母なるもの」は生来持っている母性愛であり、我が子に向かう愛である。一方「母親愛」は、子どもを自分自身の一部として愛するという。そしてこう書く。「私たちの患者さんのすべては、母性的な母親の体験を欠いていた」。小松医師の治療も、子に自立をさせようとしない母親に「母なるもの」を目覚めさせ、それがなくても、「あたかもそれがあるかのように振る舞って」子を育てようとするものである。

＊4　母親の治療に重点を置く小松医師が、臨床上にも示唆を得た本が渡辺久子氏『母子臨床と世代間伝達』（金剛出版、二〇〇〇年）である。著者は周産期の医学、心理学の研究から、母と子の絆が妊娠中から育まれ、誕生の出会いで急激に深まり、進展するという。じっと母親を見つめるとき、赤ん坊はつぶらな瞳で何を見ているのだろう？「お母さんを見つめる時、赤ん坊は二つのものを

見ている。お母さんの瞳と自分を見つめているお母さんとを」と小児科医・精神分析家のウィニコット（Winnicott. D.W.）は述べている（同書一一五頁）。渡辺氏は、母の幸せな瞳を見る赤ん坊は、自分を幸せにしたい母を見ており、そのお返しに赤ん坊は満足な顔を返していくという互恵関係があると指摘する。逆もまた真なりで、母が不幸な瞳で見れば、子は不幸を背負ってしまうのである。

＊5　「解釈」とは患者が自由に話したことを聞いて、そこにある無意識の奥にあるものを出す分析手法である。小松医師がカウンセリング技術を学んだ精神分析家の木田恵子氏（日本精神分析学会の初代会長の古澤平作氏に師事した）は著書『添うこころ』（太陽出版、一九九二、一二七頁）でこう書いている。
「五〇分ぐらいじっと連想を聞いて、その中から含有金属を見つけ出そうとするわけですが、私の経験では、とりとめのない話の中に、樹液のように流れている筋がある、という感じを受けています。含有金属でも樹液でも、要するに聞き流してしまえばなんということもない言葉の中に、無意識的なものがちらちらと顔を出すので、それをとらえ、適切な時期を見て相手に告げるのが『解釈』です。解釈がうまくゆくと、分析を受ける人はその解釈に助けられて、樹液のもとを探り当てることができます」

＊6　『ハックルベリー・フィンの冒険』（Adventures of Huckleberry Finn）マーク・トェーン（一八三五～一九一〇）の小説。一八八四年刊。『トム・ソーヤーの冒険』の続編。もと浮浪児のハックは、窮屈な生活から逃げだし、逃亡黒人奴隷ジムとともに、イカダでミシシッピ川を下る。ハックの目を通じて社会を語りつつ、自然と自由を賛美する。現代アメリカ文学の源ともされる傑作。『三国志』は中国の歴史書。中国の後漢末期から三国時代にかけて群雄割拠していた時代（一八〇

〜二八〇年ころ）の興亡史。魏（ぎ）・呉（ご）・蜀（しょく）の三国の興亡を記述したもの。陳寿（ちんじゅ。二三三〜二九七）著。

やや余談だが、小松医師の恩師である精神分析家の近藤章久氏が師事した、精神分析家のカレン・ホーナイ氏（ネオフロイト派の重鎮といわれる）は、著書『神経症と人間の成長』（ホーナイ全集6、誠信書房、一九九八）の中で、冒険小説を例にあげて、神経症者が「いつわりの自尊心」をいだいて「栄光を追求する」と書く。それは「理想化された（まぼろしの）像が理想化された自己になるのである」（一九頁）。まぼろしに気づくことが神経症を終わらせるのである。ホーナイ氏はヘンリ・ジェイムズやイプセンなどの作品を取り上げ、文学作品における登場人物の「いつわりの自尊心」の描かれ方も論じている。

＊7　アニメファンは作中の「名言」に共感して、心の連帯をファン間でつくるものである。ヒロトさんは『ブレンパワード』第九話のジョナサン（息子）とママン（母）の会話すべてが名言という。あえてひとことを選べば「かってに思っているだけの思いなど、子どもに伝わるわけがないだろう」とのこと。

＊8　「自分のせいなんだ」という叫びは、〝真の自己〟に気づくことでもある。「真の自己」（real self）とはカレン・ホーナイ氏がつくった言葉で、「真の自己とは、内面にある中心的な力である。それは、誰もがもっていながらも各人にとって唯一のかけがえのないものであって、成長のための深い源泉をなす力である」（『神経症と人間の成長』第一章、栄光の追求、一頁、誠信書房、一九九八）である。だが親や周囲の人（たとえば学校の先生）が自分自身の神経症的な状態に心を奪われているため、その子どもを愛することができず、支配的になり、過保護や威嚇、怒りや甘やかし、えこひいき、一貫性のなさなどを子どもに向けてしまうことで、子どもは〝漠〟とした不安をもつ

ようになる。こういうことにほんとうに「気づける」ことが、家族の心の病の治療のスタートになると小松医師はいうのである。

＊9　服の色の好みには「心模様」が反映するといわれる。木田恵子氏は、自身が駆け落ち同然の結婚をして、また障害のある子を育てるために精神分析を学びだしたという、いわば猛者（もさ）である。氏は著書でこう書いている。「黒は防衛の色で、私（木田氏）はこの年になってだいぶ気が楽になっていますが、若い頃は強い内向性と、反動的な暴走的行動で暮らしていて、本心には対人恐怖があったので黒以外の色物の服を着ると心細く、いつも黒い服しか着ませんでした。むしろ高年になってから、どんな色でも着られるようになりました」（『子供の心をどうひらくか』、太陽出版、一九七九）

第2話

ペットに話しかけてごらん

――マキコさんの症例から

◆この症例のテーマは「コミュニケーションの回復」である。患者は集団に溶けこむことができず、うまく自分を伝えられないもどかしさを持ってきた。それに「発達障害」というレッテルを貼るのではなく、また抑圧された自己発見からの精神分析というセオリーに強くは寄らず、ペットに話しかけることで「標準に近づいていく」治療があった。そこにあるのは〝無条件の愛〟である。

◆主な登場人物
マキコさん（中学時代から集団での不安症状を自覚、執筆時五〇代）
マキコさんの母、順子さん
マキコさんの父、和夫さん

◆社会から外れた三〇数年

「前へー、ならえ！」

　山形県のある小学校の校庭での体育の時間である。タテ列に並んだ生徒たちが、先生の号令で両腕を肩幅の広さで前に伸ばし、前の人の背にぶつからない距離をとった。そこに、ひとりだけ手を上げず、〝キョトン〟としている生徒がいた。先生は声をあげた。

「そこ、前へならえっていっているだろう！」

　注意をされても生徒はジッとしたままだった。となりの子が前を向いたまま小声でささやいた。

「手を上げなよ」

　生徒ははじめて気がついたように、おずおずと両手を上げた。先生はその生徒をにらみつけた。それから先生はしばらくの間、「なおれ」といわずに黙っていた。誰もが手を上げ続けているのがくたびれた頃、ようやく先生が言った。

「なおれ！」

　みんなから「ほぉッ」という声がこだました。体育の授業が終わって、生徒たちが校舎に引きあげるとき、ひとりの生徒が手を上げなかった子の背中を〝トン〟と小突《こづ》いた。

「オマエのせいだ！」

ほかの子も同調して言った。

「そうだそうだ」

「ヘンタイ！」

「ヘンな子」……。

小突かれた子・マキコさんは、小さな声で「ごめんなさい」と言った。彼女自身、どうして手を上げなかったのか、自分でもわからなかった。反抗したわけでもない。意識してやったわけでもなかった。

小学校高学年まではまだこの程度だったが、中学にあがると「集団にとけこめない」意識が強くなっていった。入学後、最初のころは仲よしグループに属していた。だがマキコさんが話しだすと、まわりの子がいった。

「なんのこといってんの？」

マキコさんは〝ポン〟とほかの話題に飛んでいってしまうので、誰もが怪訝《けげん》に思った。あるいは、その場にそぐわないような強い意見をいってしまうため、グループから敬遠されるようになった。給食のときも、グループで一緒に食べても話がはずまない。人の話題に入っていけなかった。マキコさん自身も〝迷惑をかけている〟というのはわかるのだが、何をどう話したらいいのかがわからなかった。集団の中にいると、人の話し声で自分がつぶされるような気がした。それにただ耐えるしかなかった。

授業を妨害したり、学習ができないことはなかった。ただ一人でいることが多くなり、孤立をしていると〝イジメ〟が始まった。汚い言葉を投げかけられたり、持ち物にいたずらをされたり、隠されたり、内容はさまざまであった。つらくなって母親に「学校がイヤなのだけど」と相談をすると、同情してくれるどころか、ピシャリと言い返された。

「そのくらい、がまんしなきゃ！」

必死で我慢するしかなかった。苦しさをまぎらわそうとして口にしたのが、家でつくっていた梅酒である。親の目を盗んではグッと飲んで、ひと息ついた。

山形の中学校ではつらいことばかりで、イジメにもあったので、高校は片道一時間以上かかる仙台市内の高校に進学した。「環境を変えればやり直せるのではないか」と思った。

だがそれは、ただ学校の場所を変えただけであった。高校一年は平均的な成績で過ごせたが、二年になると授業はうわの空となり、帰宅時間も遅くなり、家では勉強もせず、友だちづきあいもなかった。みるみるうちに下降していく成績を見た母の順子さんが言った。

「マキコ、どうしてこんな成績なの？　何かあったの？」

母に問い詰められたマキコさんは、苦しい精神状態を正直に話した。すると母は山形市内の病院を調べて「U精神科・内科クリニック」をすすめた。Uクリニックに初診に行くと、U医師は「うつ状態」と診断した。処方薬の作用と服薬の指導後、診察室をあとにするマキコさんの背に医師は声をかけた。

「あッ、もうひとつ」

　マキコさんは振り向いた。

「あなた、あまり人前で話さないほうがいいよ」

「どうしてですか？」

「話すと風変わりなことがわかる。話すときには人を見て話すことです」

　U医師のいう「人を見て」とはどういう意味なのだろうか。けげんな顔をしていると、U医師は念を押して言った。

「風変わりだと思われても大丈夫な人とだけ話すことです」

　病院をあとにしてから、なぜそんなことをいわれなければならないのか、怒りが湧きあがってきた。それでも通院し、服薬もして、なんとか高校を卒業した。福島県の郡山女子大学に入学すると、U医師からの紹介で、福島の南沢又にあるO総合病院の分院に通院しだした。それは精神病院だった。病院での診断は「気分の変動が激しい不安障害、うつ状態」というものであった。精神の不安定さから大学は一年で中退し、その精神科に入院することになった。

　入院すると母はこう言った。

「こんなに一生懸命育ててきたのに、精神病院に入院させなきゃならないなんて！」

　そう言われてもどうすることもできなかった。不安障害はあるにせよ、それは症状であって、原因が何か、どこからそれが来るのか、UクリニックでもO総合病院でも教えてくれることはなかった。考えてくれる医師もいなかった。

退院後も不安障害は治らず、少しでも症状を和らげようとして酒に救いを求めた。梅酒の盗み飲みはとうに卒業して、本格的な〝酒飲み〟になっていた。ワンカップ酒を立て続けに二本飲むこともあった。酒の自動販売機の前を素通りできず、また複数の酒屋を順ぐりに訪れては酒を買った。勤めには出られず、自宅で習いごとをしながら過ごしていた。

二八歳になった年、山形から福島への通院が遠いことから国立仙台病院（現国立病院機構仙台医療センター）に通院先を変えた。今度こそちゃんと診てほしいと思ったので、担当医に相談した。

「わたしはどんな集団の中にいても違和感を感じます。それがうつ状態や不安障害の原因だと思うのです。からだのどこかに異常がないのかも、しっかり検査していただけませんか」

ところが医師は取りあわずにこう言った。

「世の中に出てもまれていないからじゃないかなー」

その言葉に失望して病院をあとにした。半年ほど国立仙台病院には通わず、抗精神薬を服用しないでいると、不安感が強くなった。そこで山形の自宅近くに見つけたA医院に通院先を変えると、マキコさんは初めて良い医師に出会ったと感じた。

A医院の女性医はマキコさんを「ひとりの不安を抱えた人間」として診た。マキコさんの話を小学校時代からていねいに聞いてくれた。それまで通院や入院したどの病医院の医師にはない「患者の人生を救おう」という医師の思いが感じられた。

だが、マキコさんの持つ心の弱点が〝どこから来るのか〟までは把握してくれていないと感じた。またアルコール依存症についても、当時はγ－GTP値が200を超えることもあったが（女性では32以下が一般的に安全とされる）、「たいしたことはない」と深刻には受けとめてもらえなかった。

当時三〇代半ばになったマキコさんは、日本赤十字社の病人介護の講習を受けて、Sデイサービスセンターで介護の嘱託職員として勤め始めた。同時に運転免許も取得して仕事の範囲を広げることができた。Sデイサービスセンターの契約が終わると、自宅近くのデイサービスセンターに移り、二年半ほど介護職員として勤務した。その後は精神科のA病院で臨時職員として勤務もした。自分が心に病気を抱えているからこそ、同じ状態の人のことがお世話できるのではないかと思ったのだった。だがそこは「厳しい職場」だった。

マキコさんが四〇歳になったころ、母親が肝不全で死去した。母親にも飲酒癖があり、アルコールも病気の原因になったのだろう。それでもマキコさんの手から酒の入ったコップが離れることはなかった。やめるきっかけは、母の死後三年ほどたった頃に見たテレビの健康情報番組である。番組のテーマは「アルコール性脂肪肝の恐ろしさ」であった[*1]。

それをみて恐くなったマキコさんは、市の健康相談窓口でアドバイスを受けに行った。相談窓口で看護師の相談員がきいた。

「キッチンです」
「どこでお酒を飲みますか?」

母は生前毎日のように酒を買っては、料理を作りながら飲む習慣があった。その習慣がマキコさんにも移っていた。看護師の相談員はこう助言をした。

「ではお酒を料理酒に替えてみたらどうでしょうか」

その助言どおり、大きな紙パックのお酒を、思いきって小さな料理酒に替えた。最初はそれも飲んだのだが、〝まずくて〟捨ててしまった。それからキッチンにお酒を置かなくなって、依存症から脱出することができた。

その間も通院はずっと継続していた。頼りにしていたA医院が閉院したため、再び最初に通院した「U精神科・内科クリニック」に戻った。医師は代替わりして、子に受け継がれていた。しかし相変わらず話は聞いてもらえず、血圧測定や抗不安薬の処方ばかりであった。

症状は改善しなかったが、ひとつの転換点はあった。「広汎性発達障害の症状あり」と診断されて、「精神障害者福祉手帳」を交付されたのだ。住民税や所得税、相続税の控除、鉄道やバスなど公共機関や各種施設利用の割引が受けられるものだ。交付は二〇〇八年、もう五〇歳に近づいていた。集団に溶け込めない日々から三〇数年たって、病気として初めて医療の側から、そして社会の側から認めてもらえたのだった。マキコさんはこう回想する。

「それまで広汎性発達障害なんて病気は知られていなかったじゃないですか。だから医者だって、いくらわたしが自分が異邦人で、異人種で、異端児だという思いを背負って生きていても、なんにもわかってくれなかったのですよ」

彼女は「広汎性発達障害」という病気をもっと知ろうとした。だが本を読んでもよくわからない。医師に聞いてもその専門ではなかったので、よくわからない。そこで、より詳しい知識や治療法を求めて保健所に相談をした。紹介されたのが山形市のK町診療所であった。

K町診療所に初診に訪れると、厳しい顔をした医師がいた。面と向かうと言葉が出てこなくなった。マキコさんは〝グルグル〟と何を話そうかと考えているうちに、医師からダメ出しを受けた。

「次に来院されるときにお父さんを連れてらっしゃい！」

再診日に父と一緒にゆくと、今度は暴言を吐かれた。

「知的障害と発達障害は同じようなもんです。ホラ、この人はいつまでも話が始まらないでしょう」

マキコさんが何もいえないでいると、医師はたたみかけるように言った。

「だからあなたはダメなんだ！」

発達障害は「知的障害」と断定され、しかも叱られてしまった。マキコさんはハラワタが煮えくり返る思いがして、二度とその医院には足を向けなかった。

以上がマキコさんの「心の病」の半生である。その始まりを中学入学の一三歳からとしても、自分の病気がわかるまでに三〇数年の年月がかかった。それだけの期間がかかった理由を整理しつつ、小松医師がマキコさんの症状をどう理解し、回復させていったのかを描いていこう。小松医師の治療を通じて、「心の医療」のあるべき姿、患者と一緒に生きる社会のあるべき姿も考えてほしい。

◆「発達障害」というレッテルをはがして

まず、マキコさん自身の回想である。

「ひとことでいうと、集団の中で調和を保てないんです。調和を保てないと、ほかの子に嫌がられる。『右向いて』っていうときに右向けない。『気をつけ』っていわれて足並みをそろえられない。集団でそうなると、先生やまとめ役の人から見れば面倒だし、参加している子供から見ればいい迷惑ですよね。イヤな思いをさせました。でもわたしは子供だから、ありのままでいるしかないわけです。その、あるがままの状態でいると調和がとれないわけです。結局、どうすればいいのかわからない」

苦しみ抜いた長い年月の後、マキコさんは発達障害と「認定」された。先天的な脳機能や認知機能の障害といわれる「発達障害」とはどんな症状なのだろうか。

「発達障害者支援法」（平成一六年一二月一〇日法律第一六七号）に定義される発達障害は、「自閉症、アスペルガー症候群その他の広汎性発達障害、学習障害、注意欠陥多動性障害、その他これに類する脳機能の障害であってその症状が通常低年齢において発現するもの」とされる。

記載されるそれぞれの症状をみていくと、自閉症には「社会性障害」（他人の立場に立って考えられない、ルールが守れない）、「コミュニケーション障害」（自分の思いを伝えることが困難）、「特異な行動」（たとえばモノの位置や手順へのこだわりが強い）がある。アスペルガー症候群は「変わった子」「わがまま」と周囲から思われ、自閉症と似ている症状だが、コミュニケーション障害は持たない。学習障害は「読み、書き、計算に著しい困難を伴う」ものであり、注意欠陥多動性障害は「不注意」「じっとしていられない」「衝動的」というような症状をもつ。これらの症状は「百人百様《ひゃくにんひゃくよう》」であり、複数をもつケースも多いといわれる。（山本真生子『成人発達障害者支援の取組み事例とわが国の今後の課題』、『レファレンス』、二〇一〇年七月号より）

マキコさんはどうだろうか……。社会性障害およびコミュニケーション障害を持っていた。しかし、授業中にじっとしていられず、歩き回ったりなどの授業妨害はなかった。また、読み書きでの学習障害もなかったのは、もとは勉強ができる子だったからだ。国立大学で数学科の教授職を務めた父親ゆずりの〝才〟でもあった。「変わっている子」というアスペルガー症候群を彷彿《ほうふつ》させる症状は見られた。マキコさんも多様な症状を持つひとりの患者であった。

不安な症状が出てきたのが「思春期」であった理由はどこにあるのか、その答えを小松医師に説明を求めよう。

「春に花が咲く球根があるとしましょう。温かくなれば芽が出るはずなのが、まだ地面には冷たい雪がある。芽は地上に出られなくて葛藤をするわけです。自我の目覚める思春期になって〝心の病〟の症状が出るのはそういう理由（たとえば〝性差〟や〝社交性〟〝自意識〟など）があります」

そうした症状をどう診断し、治療するかが、精神科医あるいは心療内科医の腕のみせどころである。だが、マキコさんの〝病医院遍歴〟を見ると、彼女を覆う雪をいっさい見ずに、ただ芽が出ないのは「芽のせいだ」といわれてきたようなものである。その通院歴は、山形市のU精神科・内科クリニックに始まり、福島の精神病院、そして国立仙台病院という〝失望の歴史〟であった。山形市のA医院でようやくわかってくれる医師に出会ったのものつかの間、振りだしの「Uクリニック」へ戻ってきた。さらにK診療所では理解どころか恫喝《どうかつ》がまがいですらあった。いずれの医師の診断でも治療でも、よくなることがなかったのはなぜだろうか。

個々の医師の資質や診断の技量はさておき、大きな理由は「広汎性発達障害」をめぐる臨床研究や治療法に〝ブレ〟があったことである。

症状が単なる不安症ではなく、コミュニケーション、社会性、行動等に問題が生じるものと理解されるまでには長年にわたる論議があった。現在では脳機能の問題や、遺伝性の問題であることが判明し、薬物療法や遺伝子治療が研究されている。しかし発生原因や発症のメカニズムまでは解明されていない。なぜなら自閉症研究には過去一世紀にわたる〝迷走〟があったのだ。精神科医の杉山登志郎氏（浜松医科大学特任教授）はその事情を次の簡潔な一行で表した。

「自閉症を中心とする広汎性発達障害に関する研究は、科学史に特記すべき迷走の歴史をもつ[*2]」

自閉症の種類、臨床をめぐってさまざまなアプローチがあり、論争があり、学会さえ二分した歴史がある。なぜならば「百人百様」というように症状は多様であり、ひと言でいえば「まだわかっていない」のである。学会からしてそうなのだから、町の臨床医の診断も治療もさまざまであり、マキコさんが病医院を転院したのは不幸であるが、その時代の限界という面もある。発達障害者支援法で「発達障害」が定められたのは二〇〇五年、マキコさんが広汎性発達障害で「障害者手帳」を得たのは二〇〇八年だったのだ。

だが、自閉症治療のエビデンス（根拠）が確立されていなくても、臨床の前線に立つ医師は患者に最善を尽くさなければならない。「臨床ひとすじの医者」を自認する小松医師はそういう思いでやってきた。だからこそ、小松医師は発達障害についてこう語る。

「発達障害という病名を一生背負って生きていくのはどうでしょうか。マキコさんより言葉でうまく表現できない人は、いっぱいいます。それなのに『発達障害』という病名のもとに、自分にレッテルを貼りながら生きていくということに対しては疑問があります。そんなことよりもっと大事なことがあると思います。マキコさんは良いところをいっぱいもっています。その人の良い特性とか特徴を見つけて、芽を伸ばしてあげるのがほんとうの教育ではないでしょうか」

「発達障害」というレッテルを貼ることが治療ではなく、人の中に入ることができて自然に話せるようになることが「治療」であるという。話せるようになる治療とはどんなものだろうか。

マキコさんが「話せる」ようになるきっかけとなったのが「犬」であった。

◆「花子」がやってきた

「犬を飼いたいんだけど……」

マキコさんが父にこんな相談したのは、二〇〇九年の一〇月である。障害者手帳を交付される数年前から子宮の病気にも悩まされていた。山形大学医学部付属病院に行くと、初期の「子宮体がん」と診断され、二〇〇九年九月に摘出の手術を受けた。手術は成功し、術後も安定して体調は回復していった。すっかり落ちついた頃に、無性に「犬」が飼いたくなった。相談をすると父は賛成した。

「いいと思うよ」

犬を飼いたいと思い始めたのは、テレビ番組で犬を可愛がっている場面が映ると〝心を動かされる〟ものがあったからだという。また町を歩いていると、大きなゴールデンレトリバーを連れて行く人の、犬の上手な扱いに感激した。飼い主のいうとおりに止まり、おすわりをして、〝お手〟といわれればちゃんと前足を上げた。犬に対するそんな憧れがつのっていたのだろう。

なぜマキコさんは犬を飼いたいと思ったか。彼女のいうように「テレビ番組の刷りこみ」や「憧れ」があったためだが、そのころ彼女は「ペットを飼いたい」と思う自分の気持ちに素直に反応できるようになっていたのではないだろうか。それは子宮体がんの手術で、がんという〝デキモノ〟を取り除いたことが影響しているように思える。がんが取り除かれたことで、心の中の〝デキモノ〟も落ちていったのではないだろうか。心の底で、「仲良く話しあえる相手がほしい」、誰とも「何でも話せるようになりたい」と思い始めたのではないだろうか。

だが、これまでペットを飼ったことは一度もなかった。心が不安定な自分では「飼えそうもない」とも思った。だから父にさらにこう告げた。

「怖いという思いもあるの。犬に触われないかもしれないし……」

父は根気づよく「まず触れてみたら」とすすめた。

「ドッグトレーナーのところに通ったらどうだろう」

そこでマキコさんは週に一度、ドッグトレーナーに通って犬と触れあいだした。数カ月それを続けていると、犬が欲しい気持ちが高まってきた。しかしまだ飼えるという自信は完全なものではなく、どうするか迷った。ふたたび父に相談をした。

「飼えなかったらどうしよう」

父は次の一歩を示した。

「だったらレンタルさせてくれるところがあるから、数日借りてみたらどうだろう」

マキコさんが電話帳を開くと「レンタル犬」の店が出ている。散歩レンタルから一泊二日、一週間などのメニューがあるようだ。店に連絡をすると、いま柴犬のオスとメスがいるという。その日のうちに出かけて〝柴犬〟と対面した。小ぶりのメスのほうを二泊三日の約束で借りてきた。その晩は家にお泊まりである。小さな生き物が自分のそばにいて、抱くと温かいのが不思議だった。様子をうかがいながら、寝たり起きたりの夜を過ごした。

翌朝、さっそく散歩に出た。ところがリードをつけて、道に放しても歩こうとしない。小さいから仕方がないのだろうと思って、その日は抱っこをして散歩をした。意外にも、おとなしかった。こんなにおとなしい犬なら「大丈夫だろう」と思って購入を決心した。

年が明けて、二〇一〇年三月、柴犬がやってきた。「花子」と名づけた。

こうしてマキコさんが「花子」と暮らす日々が始まった。ところが毎日の散歩がうまくいかなかった。

「花子、どうして止まるの！」

花子はマキコさんをあっちに引っぱっては止まり、止まっては走り出した。マキコさんは花子に引っぱられて走り出すが、すぐに花子はピタリと止まってしまう。とても散歩にならなかった。困って父に頼むと、なぜか父とは一緒に歩いてゆくのだ。それを見たマキコさんは悔しくて、「今度こそ」と歩いてみると、次は少し距離が伸びた。ところがなでようとすると〝甘噛《あまが》み〟をされたり、吠え出したり、途中でじっと動かなくなるという〝ストライキ〟にあった。私は犬ともうまくやれないのだろうかと、マキコさんはがっかりしてしまった。

「かわいがりたい」という逸《はや》る気持ちとはうらはらに、花子の散歩では「歩かない、なつかない、通じあえない」という苦労ばかりだった。

そんなマキコさんを父はやさしく励ました。

「あきらめるのはまだ早い。花子に話しかけてごらん」

同じころ、同じアドバイスをしたのが、小松医師であった。

「犬に無理にいうことをきかせようとしたってききません。道でおすわりして動かなくなったら話しかけてみてください」

マキコさんが小松医院に通院を始めたのは、花子を飼い出してから数カ月後、まだ散歩がうまくいかないころであった。

◆小松ペットクリニックではないですが

小松医院のちまたの評判を聞いて「ここなら治るかもしれない」と思ったマキコさんは、初診の予約日に「メモ」を持って来院した。前の医院で医師の質問に答えられなくて散ざんな目にあったので、診察に恐怖心があったのだ。何を聞かれても今度こそ話せるように、中学時代から大学時代まで、働いたことなど、感じていたことなど、そして病気の質問などを書き出してから出かけた。

初診の日、診察室で小松医師が質問をすると、マキコさんはメモを見ながら答えた。小松医師は「メモがよくない」と感じた。人前で話せないことを自分に言い聞かせているようなものである。そこで、メモを見ずに話せることはないだろうかと探っていった。

「マキコさんが楽しいことはなんだろう」

そういわれて、マキコさんはメモから顔を上げた。目が輝いていた。

「ワンちゃんです。最近、柴犬を飼いだしたんです」

小松医師はニッコリした。

「名前はなんていうんですか」

「花子です」

マキコさんは花子のことなら、こんなことやあんなこと、どんなにかわいいかをメモを見ずにたくさん話すことができた。

「でも先生、困っていることがあるんです」

「なんだろう」

「散歩がうまくできなくて」

マキコさんは花子との散歩の状況を話した。小松医師はマキコさんの話をじっと聞いてから言った。

「犬は綱を引っ張ったって歩きません。無理強いするといやがります。引っ張ると逆にテコでも動いてやるもんかと思う」

「じゃあ、どうすればいいんですか」

「なんでもいいから花子ちゃんに話しかけてみてください。『花子、ずっと座ってたら帰れないよ』とか、『帰らないとご飯ないよ』とか、『私は買い物に行けないじゃないの』とか……なんでもいい。日本語でいいんです」

初診が終わって帰宅すると、マキコさんは花子と散歩に出かけた。花子が道で止まると、小松医師にすすめられたとおりに話しかけてみた。

「花子ちゃん、そこに座ったら自動車がブーって来て、ひかれちゃうよ。お買い物にもいけないよ。お尻を、あ、げ、て……。花子ちゃん」

柴犬の両耳がマキコさんのほうに向かって立った。聞いているのだろうか。すると不思議なことに、花子は「わかった」というようにお尻を上げて歩きだした。

「歩いた!」

……マキコさんは心の中で叫んだ。

マキコさんが話しかけると、花子は歩きだした。右に左にと引っ張っていくことも少なくなった。散歩が上手になってうれしくなったマキコさんは、次の通院日に小松医師にその〝よろこび〟を伝えた。

「先生、話しかけたらうまくいきました！」

花子の様子を聞いた小松医師はニッコリした。

「日本語であろうと英語であろうと犬語であろうと、なんでもいいんです。話しかければ、犬は〝何かいわれているな〟〝無視されてないな〟って思うわけです。犬なりに安心して、考えて納得するんです」

「先生、私は日本語しかしゃべれないから、『は、な、こちゃん、そんなにお尻ついてゆっくりされても、こっちはやることもあるから早く家に帰りたいから、お尻あげてちょうだい』っていったんですよね。そうしたらなんでだかわかんないんですけれど、パッとお尻上げて。偶然かもしれないけれど、ほんとにグッドタイミングで、お尻を上げて歩いてくれたんです」

「犬も人間の二歳から三歳の知能はありますから、人の気持ちを察することができるわけです」

「感じとってくれたのね」

「強引にいうことをきかせようとしないで、花子ちゃんの様子を見ながら、良い関係がつくれるように自然に語りかけてください。そうすると犬は言葉がわからなくても『あ、何か言いたいんだな』って察してくれます。『ああしろ、こうしろ』と無理強いするのがいちばんいけません。抵抗をつくり、伝わることも伝わらなくなるんです。人も同じです」

診察でマキコさんは、犬のことなら二〇分でも三〇分でも話せた。メモはいらない。そこで月一回の診察では、犬のことを話してもらうことを診療方針とした。小松医師は犬を飼ったことが何度もあり、ペットを飼うことの心への好影響をよく知っていたのだ。

「小松先生、犬にお詳しいんですね！」

小松医師は苦笑しながら、「犬に詳しいというよりも、ペットを使っての心療内科治療に詳しいのです」と言った。

◆花子との散歩療法で良くなっていった

こうして毎日の花子との散歩と、月に一度の小松医師との会話のキャッチボールが習慣になった。治療の中心にいるのは「花子」である。

花子としっかり歩けるようになると、新しい〝出会い〟も生まれた。ほかの犬を連れて歩く近所の人びとである。初対面でも犬のことを話したり、育て方の情報をもらったりすることができるようになった。それまでは話すことはおろか、人前に出たり、自分の思っていることを相手に伝えるのを不安に感じて、小さな会話さえ臆《おく》していた。その壁がだんだんと低くなるのを感じた。

散歩のコースには花子が嫌がる犬も来た。ある犬が来ると、花子は尻尾を下げて警戒するしぐさをする。それを小松医師に話すと、〝当然です〟という顔で言った。

「犬だって人と同じです。好き嫌いがあるんです。無理に引っ張ってあいさつをさせる必要はありません」

「そうなんですね」

「犬もそうやってほかの犬との関係づくりを学んでいます。どの犬と仲良くできるのか、どの犬とできないのか。花子は自然体で歩いているでしょう」

「はい」

「あるがままでいいのです*3」

マキコさんは花子のボディシグナルにも注意を向けるようになった。耳を前に向けているときには集中しているようだ。腰を引いたときには怖がっている。目線を合わせてきたときには感謝している。そういうときは笑ってあげた。花子の気持ちがだんだんわかるようになっていった。すると、今度は花子がマキコさんをわかってきた。マキコさんが何かでイライラしていると、すり寄ってきて慰めてくれる。グチをこぼすマキコさんを見かねてなのか、シッポを振ってなでてもらおうとやってくる。そうされるとマキコさんの落ち込んだ気分も上がるのだ。かわいがればかわいがるほど、なついてきた。なつかれればなつかれるほど、花子の心がわかるような気がした。花子の心がわかると、花子が自分の気持ちもわかってくれているのもわかってきた。それこそ「正のスパイラル」である。

マキコさんは診察時に「花子」の写真を小松医師に見せながら、気持ちが通じあってきたことを話した。医師はいった。

「それが〝無条件の愛〟というものです」

「先生、それわかります。〝花子ちゃん、花子ちゃん〟といい続けて、愛情がどんどん深まっていったんです」

「ただ無心に相手を慮《おもんぱか》る気持ちを示すと、相手の表情とか、心がわかってきます。すると、どんなことを話しかけるべきかわかるようになってきます。それが会話では大事なことです」

マキコさんの話す力が向上していくと、小松医師はさらに自信をつけさせるために助言をした。

「枝葉を除いて幹を伝えるようにしてください。すべて上手に伝わらなくてもいいんです。幹さえ伝わればそれで十分だと思ってください」

「幹とはなんでしょうか」

「幹とは趣旨です。この旨《むね》お伝えしますっていう趣旨です」

犬に話かけるのと同じように、自分の気持ちを人に素直に出せばいい。自分がどうして欲しいかシンプルに伝えればいい。木でいえば〝幹〟の部分が大事で、枝葉の部分は捨てなさい、上手でなくてもとにかく伝わればいいという。

「あなた、これまでいちばん言いたいことを先にいわずに、枝葉にこだわってしまっていたんじゃないかな」

「そうです！　わたしは話が苦手だったから、言いたいことを先にいわず、飾って、飾って、

飾って、最後に言いたいことをいって、〝それで終わり〟というように話していました。相手の立場になれば、そんな話はまだるっこくて聞きたくないですね」

「単刀直入に〝ボン〟と、言いたいことをまず率直にいっていいんです。相手に不快感を与えなければいいわけですから」

「それが花子を通じて、だんだんできるようになってきたと思うんです」

「すごく上達してきました」

「毎回、二〇分、三〇分と先生と話してきたのも効いてきたと思います」

マキコさんは花子と堂々と散歩するようになった。するとコミュニケーションの輪が広がっていった。犬の散歩をする人とだけでなく、散歩の道にある和菓子店や本屋の主人があいさつをしてくれる。美容室の女主人ともウインドウ越しに目が合う。マキコさんも皆にあいさつを返せるようになった。下校する小学生たちがこういった。

「あ、花子ちゃんのお母さんだ！」

「花ちゃんの飼い主さんだもんねー、すごいや」

飼い出してまだ二年目だが、そういわれて誇らしかった。立派に育ってきた柴犬を散歩させると、飼い主らしいことも話せるようになってきた。みんなから一目を置かれるようになった。花子を誇らしく思えると、ますます胸を張って歩けるようになった。

マキコさんが手にしたプリント写真にいる「花子」が笑っていた。

◆枝葉を重視した母

通院治療も三年目に入ると、犬以外の話題も話すようになっていった。このあたりから小松医師はマキコさんの〝生い立ち〟の話を聞いて解釈をくわえていった。

「あなたが成長しだしたころ、お母さんとはいくら話してもしっかり受け止めてもらえなかった。学校で集団に溶けこめないといっても、たいしたことではないから我慢しなさいといわれて、会話は終わっていました。親との乏しいコミュニケーションが原点にあるようです」

「うちの母はこまかいところに口うるさくて、学校の成績のこともよく指摘されました」

「そういうところだけを気にすると、子どもはだめになるってことです」

小松医師は、母親がマキコさんが大学を中退してからも遠方の福島の病院に通わせ、そのあとも地元ではなく仙台の病院に通わせたことは、世間体を重視し、わが子の治療を中心に置かなかったからと解釈した。そうした態度はマキコさんが幼少の頃から続いていたと推察されると考えた。

「お母さんはあなたに枝葉の部分ばかり重視したしつけ（躾）をしてきた。枝葉の部分とは、あいさつをちゃんとしなさい、宿題をちゃんとしなさい、といった人間として立派になりなさいというようなことです。それは一見正しいように思えますが、社会の規則ばかりを重視して押し付けるのが子どもの成長にとってよいことでしょうか。子どもさんが本来持つ良い素質を見ていないのではないでしょうか。子供の特徴や特性を見て接するのが、本当の教育ではないでしょうか」

マキコさんはそういわれて、気持ちを吐き出した。

「もうお空に逝っちゃったからいえますけど、わたしは母の愛が足りなかったのだと思います」

「親の考えで子どもを振り回すのがいちばんよくないです」

「はい」

「子供の第一のコミュニケーションは母親となんです。たとえば母乳を通じてのコミュニケーション。肌を接してのコミュニケーション。それから言葉によるコミュニケーションと発達していくわけですが、そういう親子の触れ合いがいちばん重要であって、触れ合いがあるから人間ができてくるんです」

「花子ちゃん、花子ちゃんて、わたしがかわいがれば愛着を示してくれます。それが触れ合いですね」

「そう。それだけが必要なんです」

「それはわたしの母には足りなかったかもしれません」

「愛とは、子供の出来が良い悪いには関係なく、無条件に注ぐものなのです」

「でもうちの母親は、『あなたを特別扱いしたことはない』って、ずっと言い張っていました」

小松医師は、笑った。

「あらゆる子どもさんに『お父さんはどうだったの？』『お母さんは？』と聞くとします。すると『母はいい人でした』『うちの父はりっぱでした』って答えるのがふつうなんです」

「それ、わかります！　だって親を悪くいいたくないもの」

「そうです。母親に振り回されて心が潰された子ほど、『自分のお母さんはすばらしい』というんです。逆比例するところにおもしろさと、同時に問題もあります」

「でも先生、そのすばらしいっていう気持ちはわかるんですが、なぜ逆比例するのでしょう？」

「そう考えないと子供は生きてゆけないからです。母親は絶対的な存在なのです。どんな母親であっても自分の母親ですから」

「ああ、わかります！」

「ところでお父さんは、大学の教授をされていたのでしたね」

「はい」

「お父さんとの関係はどうでしたか」

「男の子だったら違ったのでしょうが、女の子だったからか、あまりかまってもらった記憶がありません。ただわたしは普通の子のようにいかなかったから、『困ったなー』って、ずいぶん父を悩ませたようです」

「花子ちゃんを飼いだしたときの話を聞いて、りっぱなお父さんだったように思いました」

マキコさんの父親は、この少し前に急性心筋梗塞による心不全で急逝していた。

「父の死はショックでしたけど、花子がいるおかげで癒されました。それに、しばらく前から、父がいなくなったあと『わたしはどうしよう』と、冷静に考えられるようにもなってきていたんです」

「それが〝自立〟というものです」

小松医師はマキコさんの勤務についてもたずねた。

「精神病院での仕事はきつかったようですね」

「自分が心の病気を抱えているから、同じ状態の人をお世話できると思ったのですが……」

「心の弱い人がそういう集団に入るとき気をつけなければなりません」

「なぜですか?」

「いじめの対象になることがあるからです」

マキコさんが介護施設や精神病院などの施設で働いたのは、「自分が弱みを知っているから弱い誰かを守ろう」と考えたからだ。その姿勢は立派だが、心に弱みを持つ人が、同じ弱みを持つ人の中に入ると、いじめの対象になることがあるという。

「それは弱さを見抜かれるからです。普通はいじめにならないけれど、弱さを持っていることを見抜いて、そこに突っ込んでくる人がいます。弱いから突っ込みやすいだけでなく、いじめる本人は弱さを矯正してやろうと、親切心から突っ込んでくるのです。そういう人が上の立場に立つと『なぜ、おれの親切を受け止められないんだ』という負の感情、すなわち〝いじめ〟になります。

せっかく弱い人のお世話をするために勇気ある行動をしても、周囲の高圧的な態度に屈して身動きができなくなる人がいっぱいいます。親から愛情をもらって育った人であれば、温かい気持ちで親身になって助けることができるのですが、愛情をもらってない人はそれができにくいのです。仕事の内容によっては自信を失いがちなことがあります。そこを突かれます[*4]」

小松医院での治療では、はじめはペットとのコミュニケーションを中心に据えて、メモを捨てて話せるようになることをねらいにした。次いで、マキコさんとのカウンセリングで小松医師は両親のことも聞いていったが、このケースではあえて母子関係の問題からの覚醒には深入りはしなかった。母がすでに他界していたこともあるが、それよりも「話せるようになることで回復していくはずだ」という小松医師の診立てがあったからだ。

◆発達障害を差別しない社会を

五年目に入ると、マキコさんは「饒舌《じょうぜつ》」になっていった。初診の頃とは比較ならないほどしゃべり上手になった。マキコさんはこういう。

「カウンセリングでは、犬の飼い方ばかりといったら先生に失礼ですけれど（笑）、ふだんどんな風に暮らしているかって話しますよね。いちばん花子ちゃんとの触れ合いが楽しいもんだから、その話をしますよね。小松先生は自分でも犬好きだから、何頭も飼った経験があるから、それはこうだとかあれはこうだとか、好きなもんだから話に乗ってきてくれて、いろいろ親切にアドバイスしてくれたんです。それが楽しかったんですね」

なぜ「おしゃべりの治療」に効果があったのだろうか。

「よそのクリニックに行って花子の話をしても聞いてくれますか？　聞いてくれませんよ。『犬の話なんて』と、お医者さんに笑われますよ。だけど小松医院に行って、自分の犬の話をしても、小松先生は笑わないわけですよ。ほかのクリニックでは暴言を吐かれたり、ひどかったわけじゃないですか。聞いてくれないからダメだったんですよ」

笑わない……。そこには患者をリスペクト（尊敬）する姿勢があった。患者を一人の人間として向き合う治療があった。

よくいわれる「病を診て人を診ず」という、病気だけに集中して患者の生活や心情を考えない医療がある。患者に寄り添わない医療が、治る患者も治らなくしているのではないだろうか。小松医師には「病者を病に悩む人間とみる医風[*5]」があった。人間と治療への深い洞察が功を奏したのは、マキコさんの散歩での回復ぶりで明らかである。

だが、マキコさんは「治る」ことについては、次のようにもいう。

「小松医院に通い出して、一年二年たつうちに花子とも良い関係になって、犬に詳しい先生に話を聞いてもらってから良くなってきました。でもそれは『治る』というのとはちょっと違います。完璧に治るわけじゃなく、症状が和らげられるというか、軽くなる。発達障害は脳の機能障害ですから、そもそも人とコミュニケーションをとることがどうしても苦手なわけです。苦手意識は完全になくならないわけです。ただ〝極端〟でなくなって〝標準〟に近づいていく。そういう表現のほうが正しいと思います」

標準に近づいていく……。

現在自閉症には「自閉スペクトラム症（Autism Spectrum Disorder）」という名前が付けられて分類されているが、その「スペクトラム（Spectrum）」という語の意味は「分布範囲」である。多様な個性の子供たちがいて、真ん中が「標準」で密集しているが、なかには一番左の人もいれば、一番右の人もいる。同じ線上にあって、ただ極端に振れている。機能障害としての発達障害の場合、完治させるためにはまだ未来の遺伝子治療などを待たねばならない。だが一方で、マキコさんのように適切な心療内科治療を施すことで「極端でなくなる」患者もいる。それが「百人百様」というスペクトラムの意味であり、そこに治療の緒《いとぐち》がある。

小松医師はこう説明する。

「マキコさんの〝花子〟はずっと道路に座って動きませんでした。じつはマキコさんもこれまでずっと道路に座って動かない犬のようでした。彼女も動けなかったわけです。そこで自分に話しかけるように犬に話しかけたわけです。犬の気持ちがわかってきたら、自分も同じだと思い当たることができたのでしょう」

だからシンプルに話せばいい。人の言葉を話さない犬に向かって話す治療というのは象徴的である。

「ペットに枝葉は無理でも、幹は理解するんです。幹さえ伝われば、一歩踏み出すことができるんです」

コミュニケーションとは内容を伝えるよりも、話しかけること、気にかけることが大事なのである。そこで育まれる愛情が大切なのである。愛情があれば伝わるのである。

小松医師は心に病を持つ人に冷たい社会に警鐘を鳴らす。

「発達障害をもつ人にレッテルを貼って『社会に出ずにひっそりと暮らしなさい』という冷たさが社会全体に広がっています。私はどんな人もふつうに話せる社会、発達障害などと特別視しない社会にしたいなと思ってます。しかしいま、発達障害と診断して小学生にさえ薬を与えます。果たしてそれはどうなのでしょうか。冷たい社会が症状をより悪くしていないでしょうか。そこに大きな問題があるように思えて仕方ありません」*6

二〇一六年春、マキコさんの小松医院での治療は終了した。

父の死後、マキコさんは一戸建てからマンションに住み替えた。もともと持っていた音楽の才能を生かして、音楽療法士の先生に付いてピアノでボランティアを始めた。やがてそれも独り立ちした。介護施設に訪問して伴奏して童謡を歌うと、お年寄りたちは心晴れ晴れとした顔つきになる。ようやく充実しだした日々を迎えたマキコさんは、いまこういう。

「器用な人、不器用な人っていますけれど、器用な人はね、うまく生きるからいいの。不器用な人でも親の無条件な愛情があれば、うまく育つんですよ。親が出来が悪くてもウチの子だよ、かわいいかわいいって、ウンチしてもオシッコしてもかわいいかわいいって思ってくれれば……。花子を飼ってそれがわかりました」

今日も花子はマキコさんと一緒に歩いている。近所を歩いて、道ゆく人に「あ、花子ちゃんだ」と声をかけられると、花子は「くぃん」とやさしく鳴いた。マキコさんも「こんにちは」といってあいさつを返した。花子とマキコさんの歩く道はどんどん広くなっていった。

＊1　慢性肝不全の原因は、アルコールの摂取やC型肝炎によって生じる肝硬変である。「度を超えた飲酒」によって高い中性脂肪値が高まり、脂肪肝といわれる状態になる。悪化すると画像でも肝臓が白く見える状態になり、脂肪性肝炎から肝硬変、そして肝がんとなる。マキコさんの母もその状態だったことが示唆されている。マキコさんの飲酒の事情を聞いた小松医師は次のようにコメントし

た。

「飲酒を止めると別のものに移るのが一般的です。たとえばアル中を克服すると、ギャンブルをやりだすとか、別のものに移ってゆきます。それは根本が治ってない限り、ひとつの〝くせ〟を治しても、別の〝くせ〟に移るだけだからです」。

マキコさんは飲酒をやめてから「ほかには移らなかった」というが、それは母親の死を間近にして怖さがまさったせいか、母親と同じ道をたどりたくないという心理が働いたせいか、いずれにせよ依存症から抜け出すのは強い動機づけが必要である。

＊2　精神科医の杉山登志郎氏（浜松医科大学特任教授）は次のように書いている。
「自閉症を中心とする広汎性発達障害に関する研究は、科学史に特記すべき迷走の歴史をもつ」一九〇八年のヘラー（Theodor Heller 一八六九〜一九三八）による小児崩壊性障害の報告に始まり、一九四〇年代に相次いでレオ・カナー（Leo Kanner 一八九四〜一九八一）が自閉症を「統合失調症の児童版」とする報告を行ない、アスペルガー（Hans Asperger 一九〇六〜一九八〇）が「性格の偏りの一類型」という報告をした。戦後の一九四八年に日本初の小児精神病院として東京都立梅ヶ丘病院が発足、一九五二年に鷲見（中沢）たえ子（児童精神科医）氏の自閉症第一例報告があり、小児精神神経学会と日本児童精神医学会がいずれも一九六〇年発足した。その後自閉症概念をめぐって、「アスペルガーvsカナー論争」と呼ばれる論争があり、それは心因説（療育の失敗）と内因説（遺伝的なもの）、脳機能障害という立場からの論争であった。その後、世界各国で自閉症者の臨床研究が進み、また患者の自伝が次々に発表されて、自閉症とは社会性の障害という見方が広がっていった。そして日本で二〇〇五年に発達障害者支援法が施行され、「知的障害のない発達障害の存在が公認された」。現在では発達障害は遺伝的、器質的な問題であり、ひとつの慢性疾患としての臨床研究が続けられている。（杉山登志郎著『高機能広汎性発達障害：その1　高機能広汎

性発達障害の歴史と展望』、『小児の精神と神経』、二〇〇八、第四八巻四号より）

＊3　「あるがまま」は森田療法（精神科医の森田正馬氏により一九一九年創始された精神療法）を代表する言葉である。自分自身の姿に気づくという精神上の意味と、いま自分がやるべきことに集中するという治療上の意味があるとされる。近藤章久氏は、森田の高弟の精神科医の高良武久氏（慈恵医科大学名誉教授）に学び、森田療法にも触れた。著書で次のように書いている（要約）。

「あるべき自分」はそれまでの環境や生活で育ったイリュージョン（まぼろし）だと思います。まぼろしだということに気づくことが治療の第一歩であり、次の段階で森田療法でいう「あるがまま」にいく。ところが「あるがままの自分」には二つあって、ひとつは自己中心の「ただのワガママ」という自分。もうひとつはほんとうの「あるがままの自分」であり、深いところにある「自然（じねん）のままの自分」。自然に生かされる自分という存在に気づくことです。（近藤章久著『〈こころ〉の軌跡』、春秋社、二〇〇四、二四頁）

マキコさんは「集団に溶けこむ自分」を〝まぼろし〟だと気づき、ほんとうの自分を見つけにいった。心療内科の「治る」については最終章でもみていく。

＊4　マキコさんが精神科のA病院で円滑に働けなかったことに関連して、小松医師は学校で起きていることを、次のように説明する。

「このようないじめのメカニズムが学校現場でたくさん起きています。いじめをする子にはいじめの意識が乏しいのは『助けてやろう』というメカニズムが働いているからです。一種の正義感ともいえます。一方、いじめられる方は、跳ね返すだけの心の土台が成長していませんから、自分を守れません。家に帰っても、真っ先に味方になってくれるはずの母親から『あなたが弱いからだめなの』といわれたら、もうどうしようもないのです」

＊5　小松医師が医学を学んだ「東京慈恵会医科大学」は、創立者の高木兼寛（たかぎかねひろ。一八四九〜一九二〇）氏が明治一四年（一八八一）に創立した成医会講習所をその起原とする。当時のドイツ医学中心の「研究至上主義」から、イギリス医学の「病者を病に悩む人間とみる医風」へ、治療重視と転換すべきだと考えた。それは「病気を診ずして病人を診よ」という、日本における全人医療の始まりともなった。同大学で精神病学教室が開設されたのが明治三六年（一九〇三）で、初代教授が森田療法の森田正馬教授、二代教授が高良武久教授、その薫陶を受けたのが近藤章久氏であり、氏に学んだのが小松信明氏とつらなる。
いまどき、ホームページを開けばどの病医院にも理念が書かれている。それを単なる「美辞麗句」と思いがちだが、深く読めばどのような姿勢で医療をするのか、どのようなコミュニケーションが医師とできるのか、表現されているものである。

＊6　発達障害をもつ子どもは日本にどれほどいるのだろうか。文部科学省「通常の学級に在籍する発達障害の可能性のある特別な教育的支援を必要とする児童生徒に関する調査結果について」二〇一二年の全国標本調査では、小学校、中学校の五三八八二人を対象にした。「知的発達に遅れはないものの学習面、各行動面で著しい困難を示すとされた児童生徒の割合」は次の通りである。
A：学習面で著しい困難を示す……四・五％
B：「不注意」又は「多動性—衝動性」の問題を著しく示す……三・一％
C：「対人関係やこだわり等」の問題を著しく示す……一・一％
これがすべて全部自閉症症候群、広汎性発達障害でないとしても、「対人関係やこだわり」だけに注目しても、一〇〇人中一人が症状を持っていることになる。なお、この前回調査の二〇〇二年調査では「対人関係のこだわり」は〇・八％だったので、増加していることも判明している。どのクラスにも〝変わり者〟はいるのである。それが普通である。

第3話

一緒に歩いていこう

——ユキさんの症例から

◆この症例のテーマは「愛すること」である。患者は厳しい祖母や二面性のある母親のもとで息ができずに暮らしてきた。先に姉がその犠牲となり、次いで妹に影響が現れ、いくつもの人格に自分を分裂させていった。混乱した人格を一つ一つ消していったのは、夫の愛、一緒に歩いていこうというひたむきな思いであった。愛することは、その人が〝どんな人なのか〟を表すものである。

◆主な登場人物
多重人格症状を患ったユキさん（成人後発症、執筆時四〇代）
ユキさんの姉、咲子さん
ユキさんの母、千賀子さん
ユキさんの夫、後藤さん

◆心の病をもつ妻に寄り添っていこう

「ユキの中には数種類の人がいて、短い周期で入れ替わっているように思われる――」

後藤さんは『ユキの家族』と名づけた文書の冒頭にこう書いた。後藤さんの妻・ユキさんの現在、幼少からの生い立ち、山形に来たいきさつ、母との関係、心の病の状態とその変化などが書かれた二〇枚ほどの記録である。

これを書くために、言葉が少ないユキさんから辛抱づよく話を聞き、古い記憶を呼び起こさせ、その表情や振るまいを観察し、ときに饒舌《じょうぜつ》な「別の人格」がユキさんの中に現れると、驚きながらも言葉を聞き漏らすまいと耳をすました。別の人格が家から遁走《とんそう》して駆け出していくのを必死でつかまえることもあった。ユキさんと向き合い、家族との関係を吐き出させるために三年の月日をかけた……。

この文書はその意味では「鎮魂の書」ともいえる。

小松医師は、後藤さんとユキさんが結婚をする一年ほど前から、心の病の主治医である。小松医師は後藤さんに率直に言った。

「こんなことをいうとたいへん失礼なのですが、ユキさんが結婚できるとは思っていませんでしたから、びっくりしました。あの暮らしぶりではできないと思ってましたから」

「自分もまた変わった人間ですから、たまたま会うことになって、たまたま一緒になれたんです」

「結婚される前まではユキさんの顔色も悪くて、からだ全体に力が入らないような状態で、突っ込んだ話があまりできませんでした。なにしろ多重人格症例はこれまで山形では報告がなかったんです。あったとしても五分診療ですからわからないのでしょうが……」

「ふつうの病院では（医師は）パソコンのほうばかり見てますが、小松先生は患者と対話して、患者と一緒に悩みながら解決していく、そこに違いがあるのだと思います」

　小松医院でのカウンセリングは一人の患者に三〇分以上の時間をかけることが多い。「これでは商売にはなりません」というのが小松医師の口ぐせである。[*1]

「医者が薬を処方し、カウンセリングするだけでは治っていかないものです。ユキさんは後藤さんと結婚されてから大きな変化がありました」

　小松医師が『ユキの家族』のページをめくると、家系図があった。家系図にはユキの父母、祖父祖母の代までの三代と、父母それぞれの兄弟姉妹の名前が記されている。家系図には血のつながりを結ぶ線以外に、両端が「矢印」で終わる〝色付き〟の線が引かれている。祖母とユキ、ユキと叔母、祖母とユキの姉の咲子、母と祖母などの間に矢印の線が引かれて、次のような説明がある。

「父方の祖母は生前ユキを憎しみの対象にしていた」
「嫁姑の争いで、祖母はユキの母と激しく対立した」
「母方の祖母は、生前ユキを心から愛していた」
「母方の長男とその妻、三女（当時、山形在住の叔母）はユキに好意的」

錯綜する矢印線は、家族内の〝敵対関係〟と〝友好関係〟なのである。その家系の一番下には二人の娘の名前がある。「次女・ユキ」と、そのとなりの「長女・咲子」である。咲子の脇には「×」がある。×は「現時点で死亡」という意味である。記録には「生い立ち」「山形へ」「ユキを一年間みて私（後藤）が印象的だったエピソード」などの章がある。

本章では後藤さんの書いた『ユキの家族』と小松医院での治療をもとに、ユキさんの幼少から現在までを描き、小松医師による解釈を加え、後藤さんの告白を聞いていこう。

◆ユキの生い立ち

ユキさんは一九七×年、×島の玄関口として栄えた半島の突端の町に生まれた。父は義男、母は千賀子で、幼少期から高校時代の途中まで、父の実家に父母と祖父母、そして姉と暮らした。

ユキさんの母・千賀子は×島の名家の生まれである。父は町長までした家柄だが、河川の氾濫による土砂災害で全財産を失い、一家は没落した。失意の父は長女の千賀子に生計を頼った。当時一五歳の長女は気丈にも、親類はおろか知人さえいない北海道に単身で出稼ぎに行った。数年間にわたるつらい労働と孤独に耐えて、貯えをもって島に帰ってきた。この辛苦の時代を乗り越えた忍耐力が、千賀子のバックボーンになった。

帰島後、見合いをして結婚したのが「義男」である。

義男は工務店勤めの大工で、無口なおとなしい男である。長男の結婚に反対したのが義男の母であった。強い女性とおとなしい男性という〝釣り合い〟を母が危惧したのか、「元名家」という看板が気に食わないものだったのか、反対の理由は定かではない。反対は結婚後、反目になっていく。

姑は嫁に強く当たるが、嫁もやられっぱなしではなかった。姑が意地悪をいうと嫁は正論で応戦した。その結果、家にはつねに緊張があった。

長男夫婦に二人の子供（咲子とユキ）が生まれても、祖母は内孫をかわいがることはなかった。二人が物心がついてから母の千賀子が働きに出るようになると、孫たちに小言をいった。

「このごくつぶしめが！　なに遊んでる！　働かざるもの食うべからず！」

ごくつぶしとは「働かずに食べているだけの人」という意味であった。祖母は内孫の咲子やユキさんにつらく当たる一方、次男や三男の外孫を露骨にかわいがった。二人は祖母の足音を聞くと、あわてて本を読んだり、勉強するふりをした。いなくなると〝ホッ〟と息を吐き出した。

母が帰宅するとおびえた娘たちがいた。事情を察した母は祖母に向かって言った。

「この子たちが悪いことをしたというなら、母のわたしが叱ります。どんなことをしたか言ってください」

祖母のいじめから、盾になって守ってくるのは母の千賀子しかいなかった。だから姉妹二人はひたすら母の帰りを待っていた。祖母は子供たちの面前で千賀子の勤め先の悪口もいった。

「あたしは銀行か役場しか、勤め先とは認めないからね」

母は役場で事務をしていたことがあったが一時期だけだった。役場や銀行など「由緒正しい」ところは〝立派な〟勤め先である。だが、一般のお店などは「認めない」という。おそらく祖母は嫁の千賀子が重ねてきた苦労を「認めない」ことで、彼女のプライドを傷つけようとしたのだろう。千賀子も負けずに反論した。

「どんな仕事にも尊いものがあります」

ところが母にも奇妙なところがあった。祖母に向かって正論で立ち向かうのだが、けっして最後までやりこめることはないのだ。いうべきことをいうと、そのあとすぐに自分が折れて、あっさりとこう言った。

「こちらにも非がありました」

子供たちは母が正しいのに、なぜ簡単に引き下がって謝るのかわからなかった。一度、姉の咲子がそれを聞くと母は答えた。

「謝れば相手の上に立てるから」

ある年の正月、その言葉どおりの出来事があった。

親戚一同が集まってお祝いする場で、何かささいなことがきっかけで父とその弟がケンカを始めて大騒ぎになった。二人が土間に下りて怒鳴り合いをして、いまにも殴りかかろうとしたときである。千賀子は二人の間に入って土間に両ひざをつけ、両手をついて、土下座をしたのだ。そしていった。

「ここは堪忍してください」

親戚一同はもちろん、当事者の夫とその弟もあっけにとられて千賀子を見た。なぜ直接ケンカに関係のない母が、土下座までして場をおさめようとしたのか。

この話をユキさんから聞いた後藤さんは、こう考えた。

母・千賀子はその場を仕切って、自分が君臨するためにそうしているのではないか。最初は理路整然と主張をして、自分が正しいことを示す。そのあとでコロリと「自分が悪かった」と自己犠牲をするふりして、相手を持ち上げる。そうすることで「私は正しくてあなたは正しくない、でもそれは許そう」というメッセージを投げかける。それで「私はあなたより心の広い人物である」ということを示そうとしたのではないか、と。そこには偽善、嘘(ウソ)、二面性があった。

後藤さんはユキさんに聞いた。

「お父さんは助けてくれなかったの？」

ユキさんは首を振った。

「逃げてばかりだった」

「お姉さんと二人でずいぶん我慢していたんだね」

ユキさんは消え入るように声でいった。

「我慢してた……」

我慢しきれなくなったのは、五歳年上の姉咲子のほうが早かった。

◇灰色の静止した風景に追いかけられて

すべての風景が静止していた。灰色の海も、その波も、上空の雲も、波風で揺れているはずの海上保安庁の巡視船も、まるでセピア色の写真のようにフレームに収まるかのように。ユキさんの目にはそう映った。

海上保安庁の船から潜水士が海中に潜り、人手をかけて捜索活動をしていた。ユキさんと母・千香子は、港の岸壁で足元を削るように打ちつけてくる波の音にも気づかず、その活動を見つめていた。やがて遺体が上げられた。

咲子、享年二一歳。

ユキさんの姉・咲子は高校卒業後、東京で就職をしていたが、三年もたたないうちに精神的に追い詰められた。島には適切な病院がなかったことと世間体もあって、対岸の港町の精神科病院に入院させられていた。五歳上の姉は、病院を抜け出して港で入水《じゅすい》自殺を図った。

母は娘の死亡が確認されると立っていることができず、人に支えられてその場を離れた。ユキさんは、気丈な母のこれほどまでに弱い姿を見たことがなかった。

灰色の海の日でユキさんが覚えていることはこれきりだった。そのあと自分が泣いたのか、気を失ったのか歩けたのか、覚えていなかった。気がついたときには×島の病院のベッドにいて、となりには母が寝ていた。

二人は退院すると、父の義男とともに島中心部の町のアパートに引っ越した。それまで住んでいた父の実家で祖父母と同居するのは「よくない」という、母方の親族の配慮からであった。祖母の実家から一〇キロ以上離れた町、過去の記憶が薄れるには十分な距離のように思えたが、そうはならなかった。

事件から二年間、積もる息苦しさが消えることはなかった。

「姉が入水した港と潜水士が、何度となくあたしを追いかけてくる」

ユキさんは高校を卒業すると、まるで潮が引くように島を出た。一九九一年、一八歳の春だった。

◆母から離れても母の影が

島を離れるフェリーの後ろにのびた泡の筋は、見る間に消えていった。島の港の五階建てターミナルビルは次第に小さくなり、船に追いすがるカモメたちの羽根に隠れて見えなくなった。フェリーは対岸の本州の港を目指した。後部デッキのはるか向こうで小さくなっていく島を見て、ユキさんは「もう帰るまい」と心に決めた。

本州の港から電車を乗り継ぎ、夕方遅くに山形市に到着した。伯母の家が経営する工場に就職するためである。島を出たいというユキさんの思いを聞いた母の妹の叔母が、「うちで働かないか」と持ちかけたのだ。叔母は工場のすぐそばのアパートを借り上げた。

「ユキちゃんが迷子にならないようにね」

工場や叔母の家が見えるほど近くの部屋である。叔母には姪に親切を焼く理由があった。咲子が投身自殺を図る数日前に、この叔母に電話をかけて苦しみを訴えたというのだ。姪の死を食い止められなかった後悔が叔母にはあった。

だがユキさんは、何かと世話を焼こうとする叔母をうっとおしく思えてきた。単にうっとおしいというよりも、親類縁者という存在に、母親や島での息苦しい体験を重ねたのだろう。

三年ほどで退職し、住まいも別のアパートに引っ越した。それからは山形市内の自動車販売会社の店員、ホテルのフロント係、花の卸売工場で出荷係、そして家電量販店のレジ係など派遣やアルバイトの仕事を転々とした。仕事ぶりはまじめで、どこか「正しさ」を求める風もあった。自動車販売会社での勤め中にあった体験をユキさんは語った。

「部品の棚卸しで数が合わないことがあったんです。事務員のあたしのせいにされた。ムキになって調べると、新車販売のサービス工場で伝票を起こしてなかったんです。あたしは中古車販売の店の事務で、別の工場の伝票ミスを押し付けられたんです」

彼女は主張を通した。自分を貫くところは母ゆずりの性格が見える。

だが、正しく生きようと思うユキさんを混乱させる母の姿もあった。自動車販売店を辞めて、家電量販店のレジ係の仕事に移った時のこと、島に住む母から電話があった。

「電気屋では世間体が悪いから、島のほうではいまでも自動車販売店に勤めていることにしておくからね」

ユキさんが言い返した。

「お母さん、それはおかしくない？　働くのはどんなことでも尊いことだと、お母さんが言ってたよね」

「とにかくそうしておくから」

母は取り合わずにそういうと、電話を切った。まるで祖母の言い草ではないか。ユキさんは変だと思いながらも、せっせと仕送りをしてくれる母のやさしさをこの時はまだ信じていた。

島に戻る気にはなれなかったが、収入は不安定で、体調面でも不安があった。子宮筋腫をわずらった。良性の腫瘍の大きさは手術でとるほどではないと以前に診断されていたが、一年、二年とたつうちに、出血や腹痛、腰痛が頻発した。再び病院で診察を受けた時に、姉に次いで、今度はユキさんの「我慢」が崩れてきた。

◆パニック障害じゃないかしら

子宮筋腫で診察を受けた病院でのことである。とつぜん動悸におそわれて息苦しくなったのだ。胸が締めつけられ、からだ中から汗が噴き出てきた。めまいだと思って目をつむって、次に気がついたのは診察室のベッドの上である。看護師が声をかけた。

「気づかれましたか」

ユキさんは乾いた唇を湿らせて、声を出した。

「あたし、気を失ったんですか」

「ええ」

「どのくらい」

「ほんの短いあいだ。胸の痛みや吐き気はありませんか」

ユキさんは横になったまま胸をおさえた。

「胸は痛くないです。でも吐き気が少し。あと手がしびれた感じが」

看護師は何かに納得するようにうなずいた。

ここは山形市内のある総合病院の婦人科の外来診察室である。二〇一二年秋、ユキさんは悪化してきた子宮筋腫の手術を受けることになり、翌日に迫った入院と手術の説明を執刀医から受けていた。気を失ったのはその最中だった。

ユキさんはゆっくりとベッドから起き上がった。

「子宮の病気のせいでしょうか。それとも、何か別の病気があるのでしょうか」

看護師は「それは先生に聞いてみないとわからないけれど」と言いながらユキさんを介助して、思い当たることがあるといった。

「ひょっとしたら、パニック障害じゃないかしら」

その病気のことは聞いたことがないと、そのときは思った。

子宮筋腫の手術は無事終了して、数年来つらかった婦人病の症状は回復していった。体調が落ちつくと、ユキさんは山形市内のS病院を受診した。そこは精神科専門病院である。医師の診断は総合病院の看護師の指摘どおり、「パニック障害」だった。

S病院の医師によれば、パニック障害とは動悸、呼吸困難、発汗やめまい、意識消失などの発作がでる症状だという。脳内の神経伝達物質のバランスが崩れることから起きるもので、何度も起こすようになる人が多いといわれた。

ユキさんが、「原因は何ですか?」と聞くと、医師はあいまいに答えた。

「さあ……。もともとの性格かもしれないし、ストレスかもしれません」

「また起きるのでしょうか」

「その不安を抑えることが第一です」

こういって医師は多種類の抗精神薬を処方した。薬を服用しだすと強烈な眠気におそわれた。

当時の勤め先は家電量販店で、おりしも年末商戦のかき入れどきである。レジ係のユキさんはレジに行列ができるほど忙しくても〝立ったまま〟眠りそうになった。たまりかねて、となりのレジ係の人に頼んだ。

「あたし、いま猛烈に眠くなる薬をのんでるの。もしも眠ってたら、背中を思いっきり叩いて」

S病院に「薬が強すぎる」と訴えて、減薬をしてもらいながら通院治療を受けた。[*2] 薬をのまないでいると、動悸やめまいの発作が来そうな不安におそわれた。パニックになると、自分が誰だかわからなくなった。だが薬をのむと眠くなる。このくり返しで、家電量販店の仕事も休みがちになっていった。収入減が心細かった。

休みをとって一人暮らしのアパートにいると、二週間に一度ほどのペースで、母から送られてくる宅配便を確実に受け取ることができた。数日前に届いた宅配便には、レトルトのご飯やおでん、缶詰などが入っていた。ありがたいと思いながらも、半分は手をつけずにしまってしまうのであった。棚の一番下に入れたダンボールの箱を引き出して食品の大半を入れた。箱を棚の奥に押しながら、ひとりごとを言った。

「お母さんはなんで来てくれなかったのだろう」

手術を受けることになったと母に電話で話したとき、寝巻きやタオルなどが送られてきた。しかし「そっちに行こうか」という言葉はなく、かわりに「がんばりなさい」と励まされた。

母のことを考えだすと、思い出したものがあった。立ち上がって棚の一番上にある一冊の本を手にした。手術のしばらく前に、姉の病気のことが何かわかるのではないかと期待して買った本だ。山形市内にクリニックをもつ小松医師が書いた『心の病の診察室』をめくると、「パニック障害」「摂食障害」「自傷行為」など心の病を持つ人のことが書かれていた。「パニック障害」という病名はここにあった。この医院なら、自分の病気もよくなるのではないだろうか。

◆二つの思い出——あたたかいひざと冷たい椅子

二〇一三年春、心待ちにしていた小松医院への初診の予約日である。小松医院には居間のような洋間と日本間の診察室がある。患者は横になれるほど大きいソファに腰掛け、あるいはそこで弱い安定剤の点滴を打つこともある。医師やカウンセラーが座る一人掛けのソファは、患者に向かい合わせにはならないポジションに配置されている。窓の向こうには木々があり、枝を飛び遊ぶ小鳥たちのさえずりが聞こえてくる。*3

小松医師はユキさんにゆっくりと質問を投げかけていった。ユキさんはポツリポツリと自分の症状を説明した。しばらく聞いていた小松医師はユキさんにきいた。

「小さい時のこと、何歳まで思いだせるかな。たとえば四歳くらいの頃のこと思いだせるかな」

「保育園くらい？」

「保育園時代でもいいです」

「保育園のことじゃないんですけど、からだの具合悪くなると、あたしたち実家に連れて行かれたんです」

「あずけられたということですか」

「はい。姉と二人で……」

ユキさんはじっと考えこんでいたが、跳ねるように顔を上げて言った。

「ありました！」

「なんでしょう」

ユキさんは微笑みを浮かべて話し出した。

「あれは春でした。まだ小さなあたしは、実家の祖母に抱きかかえられて、ひざの上に座りました。温かくてやわらかい。そばに、採ったばかりのタケノコが新聞紙の上にありました。土がついていてプーンと新鮮な匂いがいっぱいで。祖母は『触ってごらん』というので触ると、柔らかくてピンとしてました。『ほら、こうやってむくの。やってごらん』。タケノコの皮を指でつまんで引っ張ったけれど、すべってむけませんでした。すると祖母は、やさしく手を添えて一緒にむいてくれました。つるんとしたタケノコの白い肌が皮の間から見えました」

小松医師はどんな気持ちがしたのかと聞いた。

「世の中にはこんなやさしい人がいるんだなって」

「お母さんの親かな、それともお父さんの親かな」

　ユキさんは強くかぶりを振った。

「母のほうです」

　その否定ぶりが強かったので小松医師はさらに聞いていった。

「ふるさとの島からこっちに一人で来て、山形のアパートを借りてたんだよね」

「はい」

「働いていたんだけど、仕送りもあったのかな」

「はい」

「お母さんから？」

「はい」

「お母さんはどんな人？」

「ん……、強い人です」

「どういう強さかな」

「心が」

「お母さんとの幼い頃の思い出はどんなことがあるかな？」

「母との思い出ですか…」

ユキさんの顔が曇り、声が小さくなった。しばらく黙っているので、小松医師がやさしく言った。

「ないのかな」

「ちょっと思い出せません」

「もっとあと、一〇歳とかだったら何か思いだせる？」

ユキさんは見つけた、というようにこっくりとした。

「母と二人で病院にいました。予防接種の注射の日だったんです。廊下の冷たいビニールの長椅子で待っていると、診察室から泣き声が聞こえてきました。『痛いよー！　怖いよー！』ってものすごく大きく泣き叫ぶ声でした。注射がこわいーって子どもが泣いてた。あたしも泣きだしそうになった。そしたら……」

ユキさんは目を伏せた。小松医師は無言でうながした。

「となりにいた母はあたしを見て、唇に人差し指を当てて『シィー』ってしたんです。だから泣けなかったんです」

「ほんとうはどうしたかったのかな」

「泣きたかった」

「でもお母さんは泣かせてくれなかったんだね」

ユキさんはうなずいて顔を下に向けて、話しを続けた。

「病院から帰りがけに、同級生の子のお母さんと道で会ったとき、母は『うちの子は泣きませんでした』と自慢げに話した。よそのお母さんから『えらかったのね、ユキちゃん』といわれました」

「どう感じたのかな」

「イヤでした」


小松医師はユキさんの母にはわが子への愛がないと考えた。母は表向きは我慢した子をほめているのだが、それを人に自慢して話すというのは、自分の子ではなく「子育て」の仕方を自慢していることである。この母の子育てには「わが子が見えていない」と考えた。

初診のあとで、小松医師はパニック障害に加えて「双極性障害」という病名もつけた。そして次のようにユキさんの治療方針を定めた。


第一に、治療の基本はユキさんの取りとめのない話しを一回に三〇分以上聞くこと。

第二に、話から「ときどき理由のない不安におそわれる」という場合は抗不安薬を投与すること。

第三に、ユキさんの言葉、感じていることを決して否定しない。それに逐一うなずくこと。

双極性障害、いわゆる「躁うつ病」の診断を加えたのは、「極端な気分の振れ」が大きかったからであった。考え込んでいると思うと、パッと明るくなり、明るくなったと思えば、電灯が消えるように黙りこくる。その診断どおり、それからユキさんの〝振れ〟は日増しに激しくなり、人格を分裂するようになっていた。その〝振れ〟を見たのは小松医師だけではなかった。

◇支援者であり伴走者となる夫と出会う

ユキさんは小松医院に通院を始めたころ、山形市内にある年金事務所を訪れた。精神障害による「障害年金」を申請するためだ。ところが年金の窓口で押し問答になった。ユキさんは声を高めた。

「なぜそんなに長い期間なんですか！」

「障害年金には三要件というものがありまして、医療機関受診の初診日や障害の認定日などを明らかにして、それを証明する診断書や病歴証明書に就労状況申し立て書を添えて、申請書を作成いただかなければなりません」

「それをしたら認定されるのでしょうか？」

「それは障害の状態、就労の状態、日常生活の状況などを鑑みまして、どれほど適応ができるのかできないのか判断をして、障害等級が定められたのちに……」

ユキさんが納得がいかないという面持ちでいると、係の人は〝やれやれ〟という顔をして、一枚のリーフレットをユキさんの前に広げた。

「ここにある団体に相談されてはどうでしょうか。もちろんご自身で申請することはできますが、支援を受けるのも一つだと思います」

リーフレットには「障害年金支援ネットワーク」、年金申請者の支援をする団体だという。精神障害者だけはなく、がんなど大病をした人、身体に障害を持つ人の障害年金受給申請を援助する組織である。自分だけではムリだと悟ったユキさんは、その支援窓口を訪ねた。

窓口で迎えたのは社会保険労務士の後藤さんである。ユキさんが途中まで書いた申請書の項目をたどりながら、後藤さんが聞いた。

「いまは休職中ですね」

「はい」

「生活保護は検討されたことがありますか」

「はい、でも……」

ユキさんは生活保護受給申請も考えたのだが、それを母に相談すると止められたことを思い出した。あのとき母はこう言った。

「生活保護はお待ちなさい。できるだけ仕送りするから」

「それじゃお母さんとお父さんがたいへんだよ」

「なにいってんの。生活保護なんてみっともなくて誰にもいえません。それにあなた、結婚だっていつかするでしょう?」

娘の状態を心配するよりも、生活保護は体裁が悪く、結婚のときに相手の家に調べられるのが恥という母の姿勢があった。世間体のために娘を犠牲にするのかと、そのときから母の正しさを疑い出したのだった。

ユキさんが思いにふけっていると、後藤さんが重ねて聞いてきた。

「仕事に復帰されたいですか?」

「あ、はい。あと仕事だけでなく……」

ユキさんは自分で年金を申請したことや、これまでの就業経験、心の病の状態をハキハキと説明した。自分の体調が回復したら、要約筆記通訳(耳が聞こえない人のために、話されることを手書きやパソコンで文字情報にして伝える)の技能を得て、ボランティアをしたいという。

話しているうちに、後藤さんはユキさんの純粋さに惹かれた。前向きで、弱い人へのやさしさがあふれる女性だと感じた。心に葛藤を持つゆえの魅力というのだろうか、あるいは孤独な寂しさというのだろうか。凛としたひたむきさがあった。漠然とした不安を持って生きる彼女の「力になりたい」と思った。

一方ユキさんは後藤さんに〝あたたかさ〟を感じた。のちに小松医師にこう言った。

「自分を受け止めてくれる人に初めて出会えたと思いました」

思い返せば、これまでそういう人には誰にもめぐり会えなかった。いや、ひとりだけいた。

タケノコをむいてくれた祖母である。祖母の温かいひざの上のやさしさと同じものを後藤さんに感じていたのだ。

後藤さんはのちに、「申請者と交際するのは脇が甘かった」と反省を口にしたが、実際にはユキさんとの〝甘くはない〟結婚生活を共にし、「たくさんの人格」と向かい合っていくことになった。

◆家族の治療方針を伝える

小松医師は診察中に人格を解離《かいり》させるユキさんを発見し、後藤さんは暮らしの中で、ユキさんの中の多数の人格に出会っていった。

まずユキさんの診察時である。小松医師はいった。

「何度かお会いしているうちに、あ…変化したなって私はわかりました」

ユキさんは黙っていた。

「自分では、わかるかな?」

「……わかります」

「いつから人格が分かれる感じがありましたか」

「山形に来てから」

「来てからずっと?」

「はい」

「じゃあもう二〇年くらいその人たちと一緒にいるんだね」

ユキさんは〝こっくり〟とうなずいた。

「その人たちと一緒にいるのはどんな気分？」

「逃げている……のかな」

「あなたが？　それとも彼らが？」

「……わかりません」

「結婚したら増えた？　それとも減った？」

「増えました」

「何人くらい？」

「……わかりません」


結婚後に何人まで増えたのかは後藤さんが知っていた。

二〇一四年一月、後藤さんとユキさんは結婚した。結婚直後に二人は故郷の港町を訪れ、姉・咲子の墓に手を合わせた。今は空き家になったユキさんの父の実家も訪れた。母・千賀子さんは、実家を見せることを「知らされていなかった」と怒った。

「なぜそんな勝手なことをしたの！」

するとユキさんが言い返した。

「お母さん、何いってるの！　何を隠したいの！」

娘に言い返されると思っていなかった母は、まるで古傷をえぐられたような顔をして黙ってしまった。しかし、いさかい故郷で終わらず、二人が山形に帰ると、母からユキさんに電話がかかってきた。母は電話口で娘をなじるように告げた。

「あなたなんか産まなければよかった！」

母の娘への仕返しであった。後藤さんは、母のこの言葉でユキさんの精神状態が悪化しないかと心配をした。ところがユキさんはこういった。

「お母さん、かわいそう」

娘は母の怒りを受け止めて、むしろ心配する言葉さえ口にした。母を許す——娘が〝変わらない母〟を追い越して成長をする兆しが見えたのだ。

そこで後藤さんは家族としての治療方針を定めた。

「ユキにこう言いました。私たちの結婚とは、『あまりにも支配的で、重すぎる母から、ほどよい距離をとることだ』と。ユキの中で、母親が絶対であるという偶像崇拝のような考えが崩れたあとは、彼女は母を否定し、憎しみ抱いていきました。イラ立って体調を崩すことのくり返しでした。そこで私は、母親を絶対視するのは間違いだったけれども、だからといってすべてを否定するのもまた間違いだ、ユキがお母さんを『かわいそう』といえたように、認めてあげることも大切だ。だからあまりに重く、近すぎた母親から視点をずらして、母とユキが正しい関係を保てるように変えていこうといいました」

だがユキさんの〝心の病〟は深まっていった。後藤さんが「ユキの家族」の中で記録した九つの人格をあげていこう。

◆たくさんのユキ

一人目は甘えん坊の男の子。声音まで男の子になって「ボクはみっつ」といって、「抱いて抱いて」と甘えてくる。祖母のひざの上の子になっているようだ。

二人目は自己主張をきっぱりする人。役所や年金事務所に電話をしまくり、納得がいかないことに興奮をしながら徹底して主張する。正義を振りかざす母親を演じているのかもしれない。

三人目は従順な人。誰からも愛される態度を示すのだが、それが時に昂じて、協調を必要以上に求める面がある。これは主張したあとに謝って場を収める母親の姿を思わせる。

四人目は思春期の少女。「自分はどう生きるべきか、生きることに何の価値があるのか」と哲学的な考えに埋もれる。文庫本を抱えて読みふけって、窓辺で遠い空をみつめる神秘的な姿を見せる。まるで死んだ姉の心を代弁しているかのようである。

五人目は要求する人。夫の私に実現できない要求をいくつも突きつける。「ムリだ」というと「なぜできない！」「やれ！」と罵詈雑言を浴びせる。「できないのはあたしのせいじゃない、すべてあんたのせいだ」と言い放つ。

六人目は否定する人。「働かざる者食うべからず」と叱りまくり、自分を否定する。ところが同時に「働きたくても医者から働くなと止められている」とドクターストップを大義名分にして、自分には何の責任もないという態度をとる。ここには厳しい祖母の価値観が見える。

七人目は家事ができない女。洗濯はするのにベッドの片づけやシーツ替えはできず、食事の準備もせず、掃除もできない。実際のユキも家事をせず、ぼぉーっとしていることがある。

八人目は母に怒る人。どのようなこともすべて母親との関係に結びつけて、怒りをぶちまける。「すべてお母さんが悪い。こうなったのはお母さんのせいだ」……。これがほんとうに叫びたかったことなのかもしれない。

後藤さんは一人の人間にこのように支離滅裂な感情がどう存在しているのか不思議に思った。「なぜ一人の人間の中でこんなことが起きるのか、不思議でなりませんでした。たとえば気温の低下や上昇など、ちょっとしたきっかけで、人格の入れ替わりがごく短い周期で起きます。ぼぉーっとしている状態が続くと思えば、ふつうにケロリとしている。しかし見る間に顔つきが変わって、別の人格に飛んでしまう。年齢も大人になったり、赤ちゃん声になったりするんです」

時間も場所も人格によってさまざまになった。

「人格が入れ替わるだけでなく、時間の経過も途切れとぎれに飛んでいました。にこやかにしていると思うと、とつぜん豹変して『あのことだけど』といいだす。『あのことって？』と聞き返すと、ずいぶん前のことをいっている。そしてなじりだす。『あのとき、どうしてこんなことといったの？　なぜなの？』と時間も前後関係も脈絡も無視して、以前にとらわれた感情に心が支配されてしまうのです」

ユキさんの症状の説明を小松医師に求めよう。

「無意識の中には胎児期からの体験が『時の経過の影響を何ら受けることなく』蓄積されているとフロイトは述べています。人の心とは、意識しているものは氷山の一角にすぎず、海面下には大きな無意識の体積があります。あまりに過酷だったユキさんの無意識が溶け出してきた、それがいくつもの人格として現れたということでしょう」

ユキさんに蓄積されているものはなんだろうか。

「幼少期に抑圧された子供は、ほとんど思春期までに問題を抱えることになります。幼少期の生育環境、とくに三歳までの両親、とりわけ母親との関係に固着《こちゃく》（無意識下に隠された心のキズ）があったためという考え方をします。キズとはほとんどが母親の愛情不足、愛情の偏り、あるいは母親の不在によって引き起こされます。

ユキさんのケースでは、母親の千賀子さんが厳しい家庭環境に育ち、過酷な体験をしました。それと同じ価値観を子供たちに植え付けようとした。母親の価値観に振りまわされると、子供は自分がほんとうは何がしたいのかわからないまま、母親の指示どおりの行動をとるのです。心の底では〝したくない〟と思っていても、母親に合わせてがんばってしまう。そういう無理を重ねた代償として、抑圧された感情が一気にあふれだしたわけです」

祖母との関係ではどういう心理が働いていたのだろうか。

「祖母のいじめもあったわけですが、むしろ母親の千賀子さんが、祖母から子供たちを守るために築いた『正義の壁』が問題でした。その壁は真の正義ではなく、世間体や体裁、あるいは祖母に負けまいとする意地で出来ていました。子供を思う純粋な思いが足りなかったのではないでしょうか。ユキさんはそこにある種の〝ウソ〟を感じたのではないでしょうか。いちばんの問題は、母に温かいひざが無かったことです」

ユキさんは島を出て母から離れたことで、逆に母のほんとうの姿が見えてきた。それは東京に働きに出た姉の咲子も同じだったのだろう。

「母親の正体がわかるとき、心の症状が悪化することがたびたび見られます。それまでは〝原因不明〟の心の不調であったものが、じつは自分を産んでくれた人が原因であったことがわかり、なぜ自分は生まれてきたのかという自己否定につながるからです。母の仕打ちへの疑問と憤りで感情の抑制がきかなくなり、見捨てられた、嫌われた、あるいは無視されたなどと思い出して、母を責めることを始めます。同時に自分の生きていたいっさいの過去に疑いを持つようになり、自分を責めることになります。心の中で暴風が吹いて、怒り、要求、依存、孤立などになります。これらがユキさんの多重人格になって現れてきたのです[*4]」

そして後藤さんに向かって言った。

「今が正念場です」

◆「旦那さんのおかげです」

ユキさんの九人目の人格が現れた。それは〝破壊する人〟である。

「死にたーい！　死にたーい！」

ユキさんは混乱してイライラしながら体を震わせて叫びまくり、声にならない泣き顔を見せては、涙を流し出し、やがてそれは嗚咽になり、騒乱となった。暴れまわり、ところかまわず頭を打ちつけて、手足や頭から出血した。手当たり次第に物を投げ、テーブルを激しく叩き、暴力的になった。

後藤さんは体を張って止めた。

ふらついて階段から転げ落ちるのを抱きとめた。携帯電話の充電コードを自分の首に巻きつけて絞めようとする手をほどいた。真夜中、扉を開けて外に飛び出して、家の裏手に流れる川に向かって突進して入水自殺を遂げようとするのを、堤防の上で羽交い締めにして取り押さえた。

「助けてー、だれかー！」

ユキさんは声を張り上げた。いや正確には声にならない声、混乱した〝心の叫び声〟だった。怒り、悲しみ、混乱、衝動といった感情変化を目まぐるしくむき出しにした。

「大丈夫だよ、大丈夫だよ！」

後藤さんはユキさんを抱きしめ、安心させた。「もっと話してごらん、叫んでごらん、出せるだけ出してごらん」と呼びかけた。後藤さんは辛抱づよくユキさんの言葉を聞き取り、文にまとめ、日常生活も助けて彼女に寄り添った。

嵐は数カ月続いたのち、次第に収まってきた。幼児の頃から抑圧されて、発することができなかった心の叫びを吸い上げ、出し切ったのだ。あたかもほんとうの台風のように吹きあれ、暴風圏を広げ、風を吹きつけ、雨を叩きつけて、やがて走り去って台風一過となるように、彼女は穏やかになっていった。

後藤さんはこう回想する。

「一種の吐き出し効果があったのでしょう。幼い頃の不安や怒りをようやく吐き出すことができて、気持ちが安定してきたのです」

多様な人格が出てくることがなくなってきた。それが結婚して三年目の変化であった。後藤さんはこういう。

「ユキには小松先生に対する信頼がありました。自分の性格なり気質を理解してもらえるという安心感が大きかったと思います」

それはどのような治療だったのだろうか。

「小松先生は『最近調子はどうですかー』、『前より表情がよくなってきたね』と励ますようなものです。ユキが『よく疲れます』といっても『そうですか』とだけ答えて、ただ聞き流す。決して断定的なことはいわない。意見さえいわないのです。だからむしろ安心して話せるのではないでしょうか」

意見をせずに相手を認めてただ聞く……。だからこそ相手は信頼して話せる。この態度は小松医師だけでなく、後藤さんもまた持っていた。だからこそ、ユキさんは吐き出すことができたのである。だから『ユキの家族』という文書ができたのである。

小松医師と後藤さんがもっていたものは父性であった。

小松医師はこう言った。

「ユキさんの思い出にほとんど登場しない父親も問題です。この家には父親がいなかった」

後藤さんは結婚後のある体験を思い出した。

「ユキの父は工務店勤めの大工で、温厚で言葉が少ないタイプで、厳しい祖母と、抵抗する妻の影に隠れた存在でした。教育についても、家計についても口を出すことはありません。ユキと私の結婚後の訪問時に、×島での移動で車を運転するのは父でしたが、道順や行先を決めるのはつねに母でした。父は子供たちの盾になれずに影のような存在でした。父が、父の役割も家長の役割も果たせず、家族内の父母のバランスがあまりにも悪かったのです」

父性がない家族には強い母がいた。その母の強さが、もともとあった愛情を隠してしまっていたのだ。

「ユキは母親との距離感が保てるようになってきました。それは、母の愛情表現がタテマエだとわかったことで苦しんだのですが、ただ母は不器用な存在だともわかってきたのです。ユキに小さい頃につらい思いをさせ、咲子の死もあって、母は罪悪感を持っている。それを償おうとする表現が、不器用なあまり仕送りになってしまった。それがわかって許せるようになったのでしょう」

「しかし一方で」と、後藤さんは苦笑いしていう。

「まだユキは昼も夜も一日中『眠い、眠い』といって家の中にいて、食事の準備も部屋の片づけも私がするんです」

家事ができないことについては、ユキさん自身が語ったエピソードがある。結婚後すぐ、小松医院のカウンセラーにユキさんはこう打ち明けた。

「あたし結婚したんですけど、夫のために食事の準備とか掃除とか、できないことがいっぱいあって、どうしていいかわからないんです」

カウンセラーはニッコリとして言った。

「あなたはそこにいるだけでいいんですよ」

この言葉が「非常に大きかった」とユキさんは回想した。

やがて後藤さん夫婦は小松医院で毎月開いている「患者家族会」に出席しだした。患者の家族が近況を語りあい、悩みや気づきを共有し、励ましあってヒントを得る集まりである。気が張る集まりではないが、胸を開く心構えができないうちは出席できない家族も多い。

後藤さんはユキさんのかわりに、病気に至るまでのいきさつと、現在の状況をかいつまんで説明した。家族会の参加者のひとりが聞いた。

「大丈夫ですか奥さん。こんなにご自身のことをみんなの前で語られて……」

ユキさんは小さな声だが、きっぱりと言った。

「大丈夫です！」

後藤さんは笑みを浮かべて言った。

「一年ほど前ならこんなことをしゃべったら大騒ぎになりましたけれど、ここ半年ほどで大丈夫になってきました。きっかけは何かわかりませんが……」

それは小松医師が代わって説明した。

「ユキさんは当院に診察に訪れたときも、とつぜん二、三歳の子供のような表情になったり、ふつうの成人女性になったり、小学生のような子供になったり、診察中に複数の人格に変化しました。ときどきぼぉーっと放心状態にもなりました。この様子から彼女は幼少期に無視をされたり、時には暴力をふるわれたりしたのではないかと推察しました。そこで彼女の話しを聞いてうなずいてあげることにしました。患者さんの言葉、感じていることを決して否定しないこと、逐一うなずくことが大切なのです。

それをいっぱいしたのが旦那さんです。性格が穏やかで優しい夫と知り合い、縁が結ばれて結婚することができました。ここまでする人がいるでしょうか。めったにいませんよね。よくなってきたのは、旦那さんのおかげです」

家族会の参加者にうなずきが伝染していった。

では、なぜ後藤さんはここまで献身的になれたのか？」……。

小松医師がいうように「めったにいない旦那さん」である理由は、後藤さん自身が率直に語ってくれた。

「じつはユキは初婚ですが、私は再婚です。再婚といっても最初の結婚は、数カ月足らずで破局を迎えました。偶然なのか因縁なのか、初めの結婚相手も〝境界性パーソナリティ障害〟という心の病を持つ人でした。臨床心理士から裏づけのコメントをもらいましたから正しい診断でしょう。入籍後の前妻の根拠のない被害妄想と猜疑心、感情の爆発にわたしはキツネにつまれたような気がしました。結婚生活はあっという間にゆきづまりました。前妻の体内には子供が宿っていましたが、泣く泣く堕胎に同意して、離婚したのです。

当時わたしは、境界性パーソナリティ障害をまったく知りませんでした。そこでこの〝異常人格〟が何たるかを探し求めました。治療法は確立されておらず、第三者には理解不可能の病などの記述がありました。『世の中にこんなことがあるのか』と嘆きましたが、幼児期の体験や母親の存在が関わることに興味を持ちました。[*5]

ですから「このような人とは二度と結婚すまい」と心に誓っていたのですが、どうしたものかユキと知り合い、恋に落ちたのです。前妻とはちがうタイプの病気とはいえ、くり返してしまった。ただユキとの出会いが、私にとって心の病を持つ人との初めての経験だとしたら、前妻と同じ結果を迎えていたでしょう。

しかし前妻と同じく、ユキには〝混乱の狂想曲〟が流れていない時は凛とした振るまいをし、純粋で人類愛に満ちているような印象を漂わせるのです。おそらく彼女たちに共通しているのは、ある種の魅力と純粋さ、そして寂しさです。

それに惹かれてしまうのは、私自身もまた〝生きづらさ〟のようなものを抱えてきたからです。私は厳格な家庭に育ち、そのせいで人の目におどおどするところがあったのですが、学生運動にかかわることで目を開かれました。『社会を変えたい』という思いを持てた。それもあって障害年金の支援をしたり、村会議員をしてきました。表面的には〝成功者〟のようにも見えるかもしれませんが、心の中ではもともとの生きづらさ、漠然とした不安を絶えず抱えている存在なのです。そこが彼女たちと重なる部分なのです。そんな思いからユキとは『一緒に歩いてみよう』という心境になったのです」

◆人格のゆくえ

「多重人格はまだ残っているとはいえ、性格が穏やかになり、自殺などの心配が薄れました。それが当院からの〝卒業〟の理由です」

こうしてユキさんは〝心の病〟から卒業をしたわけだが、ひとつの疑問が残った。「ユキさんの人格たちはどこに行ったのだろうか?」……。注意をしてユキさんの言葉を拾うと、小松医院での初診時からこう言っている。

小松医師「自分では、(人格が変化したのが)わかるかな?」
ユキ「……わかります」

さらに小松医院からの卒業後、後藤さんはユキさんから次のような話を聞いた。
「私は多重人格の際は人格が入れ替わってしまって、平穏な人格に戻るとその時の記憶もなくなってしまうと考えていました。ところがユキがいうには、いまの冷静な状況から考えると、当時の異常な時の多重人格の記憶は残っているというのです」
ユキさん自身が、自分の人格が〝演じている〟ことを意識していた。人格を見ている自分自身がいたのだ。そのときは「本来の自分が逃げる」しかなかった。だからさまざまな人格が自由に出てきたのだ。

だが治療と夫の献身によって、ユキさんが抑圧されたものに気づき、受け止め、自立をしようとした。そのときユキさんは人格たちに向かって話をしたのではないだろうか。たとえば「気持ちはわかる」「でもこういう考え方もできる」「あたしはほんとうはこうしたいの」「だからさせてほしいの」というように……。その結果、たくさんの人格たちは「逃げていった」のではないだろうか。

この考えが正しいかどうかはわからない。いまユキさんに聞いても、「さあ……」といって微笑むだけである。

＊1　小松医師は診療時間についてこういう。

病医院の収入の元となる診療報酬の請求規定で、「通院精神療法」がある。ここには「診療に要した時間が五分を超えたときに限り算定する」という決まりがあり、具体的には「五分以上、三〇分未満の場合は三三〇点」「三〇分以上の場合は四〇〇点」である。五分を超えて三〇分以内であれば同じ点数（収入）であり、三〇分を超えても七〇点（一点＝一〇円なので七〇〇円）が付く。患者のために時間をかけるのが小松医師の診療スタイルである。

＊2　近年、抗精神病薬の投薬については中医協（中央社会保険医療協議会）が資料でも警鐘を鳴らしている。「抗精神病薬の減薬にかかる取組について」という項目で、抗精神病薬の投与剤数で、諸外国が「単剤投与が八割以上」であるのに対して、日本の精神科では「三剤以上が半数」にも及ぶと指摘している。その他、睡眠薬、抗うつ薬、抗不安薬などについても多剤投与を戒めており、減量しても効果が変わらないというエビデンスも示している。
（二〇一五年一〇月二三日、中央社会保険医療協議会総会、第三〇八回議事次第資料より。http://www.mhlw.go.jp/stf/shingi2/0000101567.html）

＊3　小松医院の診察室には、ゆったりとしたソファや低いテーブルがあり、あたかもリビングにいるような感覚で治療を受けることができる。ソファは精神分析のためでもあるが、小松医師はこんなエピソードを話した。
「精神分析家の小此木啓吾先生は患者の座る椅子に対して四五度の角度でした。患者と目を合わさず、緊張させないようにです。一方近藤先生は患者を寝椅子に寝かして自由連想をさせていました。患者さん同士が出入りするときに会わないように、患者さんの診察が終わったら退出していただき、しばらくしてから次の患者さんを入室いただくようにしていましたね」

＊4　ネオフロイト派の精神分析家のカレン・ホーナイは「人格の内部には基本的な葛藤がある」といい、そこには「基本的不安」というものがあるという。
基本的不安とは幼児がもつ「敵意に満ちた外界に囲まれて、自分は孤独で無力である」という感情

である。その不安を生み出すものは、親による支配、親の冷淡で無関心な態度、一貫性のない行動、子供の個人的要求に対する尊敬の欠如、軽蔑的な態度、頼り甲斐のある温かさの欠如、ケンカ口論する親のどちらかの味方をさせられる経験、不正や差別などである。ユキさんのケースではこれらほとんどの要素があった。

さらに子供は、自分の環境の中に潜む偽善に敏感であるとホーナイは書く。両親の愛情や正直さ、寛容さなどを単なる見せかけ、矛盾だと考えて、それが思春期の反抗となって出てきて、生き延びようとする。それこそが葛藤の発達であり、成長であると説いている。ホーナイ氏は単なる精神分析学者ではなく、すぐれた人間学者であった。（ホーナイ全集第五巻『心の葛藤』、誠信書房、一九八一、二三〜二四頁）

＊5 「解離性障害は古くて新しい概念である」と精神科医で京都大学教授の岡野憲一郎氏は述べている。この病気は一九世紀には「ヒステリー」という括りでとらえられていたが、二〇世紀に入った頃に「スキゾフレニア（Schizophrenia）」、精神分裂という概念が登場した。

Schizophrenia とは「心がスプリットされた」という意味である。その後研究が進み、解離は二つの障害に分けられていく。ひとつが「境界性パーソナリティ障害」であり、これはたとえば相手を「良い人」や「悪い人」に分割させて、被害妄想的に治療者や親や恋人を激しく責めてしまう症状である。もうひとつが「解離性同一障害」であり、これは自分を「交代人格」に分割させる症状である。

興味深いことには、交代人格は出現することを禁止されると隠れるというのだ。消えたわけではなく、隠れるだけであり、患者は解離症状をかかえたまま一生を終えると考えられている。だから小松医師はユキさんに「多重人格は残っているとはいえ」といったのである。以上の論考は岡野憲一郎氏の『精神神経学雑誌』二〇一一年一一三巻九号『解離性障害とは―概念とその歴史―』（日本精神神経学会発行）を参考にした。

第4話

母は家族の太陽であってほしい

――ケイタさんの症例から

◆この症例のテーマは「家族をなおすものは家族」である。不登校になったケイタさんを心配した父と母は、それぞれで親からの「負の連鎖」を自覚し、ケイタさんの心を知ろうと努力を重ね、関係の改善を図る。光が差したのは、図らずも家族の中心である母が不在になったときだった。

◆主な登場人物
不登校になったケイタさん（小学生五年から不登校で執筆時は一〇代後半）
ケイタさんの父、山田純一郎さん
ケイタさんの母、山田美津子さん

◇痛い、痛いという叫びのもとは……

不登校の前触れは「痛い、痛い」だった。

二〇一二年一〇月、小学校四年生のケイタさんは、下腹部に強い痛みを訴えた。心配した父と母が山形市内の総合病院に連れて行くと、「睾丸捻転症《こうがんねんてん》」と診断された。精巣が回転して血管が締めつけられ、血液が流れずに激しい痛みを伴う症状である。[*1] 病院でねじれた精索をもとに戻す手術を受けて、ことなきを得た。痛みもなくなるはずであった。

ところが、手術後一週間たってもケイタさんは「痛い、痛い」といい続けた。

心配したケイタさんの父の純一郎さんと母の美津子さんは、息子を総合病院に連れて行った。ところがどんな検査しても、外科的には異常はなく、痛みの原因は特定できなかった。[*2]

ケイタさんはもだえ続けた。

「痛い、痛い……」

訴えは夜になるとよけいに激しくなった。床の上で痛い、痛い、と転がる子供を母がさすろうと手をかけると、よけいに泣き叫んだ。痛みのあまり喉をかきむしり、両足をバタバタさせた。

「どうしたらいいんだろう……」

母にできることはずっとかたわらにいて、ケイタさんの背中をさすり、手を握って、「大丈夫、大丈夫」と慰めることだけであった。それがしばらく続いたあと、ケイタさんは泣き疲れて眠った。母もまたその横で疲れ果てて寝てしまうのだった。

痛みが収まらず眠れない夜は、気分転換にドライブに連れ出した。クルマの中で夜風にあたると少しはまぎれるようであった。見晴らしのいい山の上にクルマを停めて朝日を待つ。朝日の中で、ケイタさんの頭に出来た二つの「十円禿《は》げ」が浮かび上がるのを見て、母は心が引き裂かれる思いがした。ルームミラーに映る歪んだ顔を直しながら、朝日に押されるように家路に着いた。

美津子さんには仕事もあった。家でもだえて苦しむ我が子をおいて仕事に出なければならないのがつらかった。会社に迷惑をかけることはできない。断腸の思いで泣きながら仕事に向かった。

だが仕事中にも「お母さん、痛い、痛い」「助けてー！」と携帯に電話が入る。それを聞くと美津子さんは高速道路で自宅に戻り、ケイタさんが落ち着いたらまた仕事に戻ることもあった。

美津子さんがどうしても仕事が抜けられないときは、夫の純一郎さんが代わりに仕事を抜け出し、休みを取ってケイタさんに寄り添った。だがあるとき、純一郎さんは妻に「これ以上はムリだ」といった。日本の会社には「仕事優先」という意識があり、休みが取りにくい事情もある。

「じゃあ、ケイタが苦しんでもいいっていうの？」

「そんなことといっても、休めないいんだからしようがないだろう」

〝休む〟〝休めない〟で夫婦は言い合いをすることもたびたびだった。

痛みを鎮めてくれる病院を探し続けた。だが、どこの病院でも症状をひと通り聞いたあとは薬を処方するだけで、痛みはいっこうに取れず、ただ薬が増えていった。夫婦には、薬で落ち着かせて眠らせるだけでいいのか、という疑問がわいた。

何種類も薬を併用し続けていると異変も起きた。母がケイタさんの様子をうかがいに二階の部屋に行った。すると彼は、窓枠から外に向かって〝呆然〟と立ちすくんでいた。ゆらゆらと外に向かって〝踏み出そう〟としているかに見えた。母はあわてて抱きかかえて引き戻した。薬のせいか、それとも痛みに絶望したせいか、わからなかった。

家にはケイタさんの姉（当時、高校生）と美津子さんの父母（ケイタさんから見て祖父母）が同居しているが、誰もが息がつまりそうになった。家族みんなが苦しんでいた。ふだんから物静かでやさしい美津子さんでさえ、暗い顔になりイライラするようになった。そんな妻をみかねて夫は言った。

「怒ってばかりいるなよ」

「わかってるわ！」

「母親が怒っていたらみんなおかしくなるよ」

「じゃあどうすればいいの！」

「母親は家族の中の太陽なんだよ。おひさまみたいにニコニコしててほしい」

どうして母親だけが耐えて、ニコニコしなければならないのか、どうして私だけがそんな目にあわなければならないのか、美津子さんは反論しようとした。だが現実にはもだえ苦しんでいる息子を見ると、何も言い返せなかった。

学校にはほとんど行けなかったが、美津子さんにとっては、もはや学校はどうでもよかった。たまにケイタさんが痛みを訴えない夜があると、美津子さんは誰もいない河原にひとりで出て、大声で泣きながら叫んだ。

「どうしてこんな目にあわなきゃいけないの！　もういやー！　いやー！」

◆「大丈夫です、良くなりますよ」

病院探しは、山形大学医学部附属病院の〝痛み〟を専門に扱う「疼痛緩和内科」にたどり着いた。そこでも身体的な問題は指摘されず薬を処方されたが、それだけではなく〝別の原因〟を示唆された。夫婦はそれを心の底にしまった。

ようやくケイタさんが「痛い、痛い」といわなくなったのは、年も押しつまった暮れのことである。夫婦はホッとひと息ついた。

年明けからは学校に行けるようになった。しかし、それは〝いったん〟だった。

五年生に進級して六月になると、ケイタさんはまた「痛い、痛い」と言いだした。夫婦は学校に行かなくなった状態を見て、今度は「別の原因だ」と確信して、まっすぐ小児精神科に向かった。父はその診断結果も心配だったが、さらにショックを受けたのは息子が書いた言葉だった。

診察後、ケイタさんに宿題というかたちで心理テストの冊子が渡された。中に『思っていることを書いてください』という欄があり、息子はこう書いた。

「同級生の××××とパパが嫌い。パパはいつも怒っていて怖い。」

父は息子の書き込みにショックを受けた。体の痛みをもたらしている心の不調の原因に〝自分がいた〟という衝撃に耐えきれず、一〇カ月禁煙していたタバコに手を出した。タバコを持つ手を震わせて、ポロボロと涙をこぼしながら妻に言った。

「オレってそういう怖い父親なのかなあ」

つねづね子供たちから、「パパは怖い」と聞かされていた妻は、やんわりと言った。

「そうみたいよ」

そう言いながらも母は、我が子が求めているのは母親であることをはっきりと感じていた。もはや、学校へ行くか行かないかの問題ではない。そこで二つの行動をとった。

ひとつは「仕事を辞めること」……。いま、息子は自分を必要としている、放っておくことはできないと考えて、思い切って仕事を辞めた。そして息子の体と心の痛みにじっくり向き合うことにした。

もうひとつは「適切な治療を受けること」である。助けを求めて本屋に行くと、小松医師の著書『心の病の診察室』を見つけた。一読してすぐに電話で予約をした。心待ちにして訪ねた初診日は、ケイタさんの状態が最もひどかった頃だった。その数カ月の事情を説明すると、ワラにもすがりたい思いで小松医師にいった。

「息子にはムリをして我慢してきたことがあったと思うのです」

小松医師はその言葉を聞いて、母をじっと見た。

「お母さん自身、ご自分がお子さんの状態に影響してきたと思われるんですね」

美津子さんはうなずいた。すると小松医師は和やかな口調でいった。

「大丈夫です、良くなりますよ」

母はそのひと言で救われた気持ちになった。

「しばらくお母さんと一緒に来てください」

母子ともども、小松医院でカウンセリングを受診することになった。それには長い時間がかかることが示唆された。

◆家族にある動的な支配と静的な支配

もともとのケイタさんはどんな子なのだろうか。母の説明を聞こう。

「やさしい子です。気配りもあって、まわりの人をちゃんと見て、すぐに『手伝おうか』って言いだす子です。人を悪くいうとか、だれかを攻撃することはないですね。人の中ではどうかといえば、自分から引っ張るタイプではなくて、じゃあこうしようかと、みんなの意見を聞いてまとめ役になるタイプですね。学校ではケイタに頼めば大丈夫だみたいな、そんな信頼を集めていたようです」

一方で、感情をのみ込んでしまう面もあるという。

「誰かから何か強くいわれると、それには反論せずに言葉をのみ込んでしまうところがありますね。感情を表に出さずに我慢する。根は静かなおとなしい子なんです」

おとなしいところは穏やかに語る母に似ている。全体として母親似といってよさそうである。対照的に父には勢いがある。

「自分が二階のケイタの部屋に行くとき、階段をドンドーンと上がって、部屋のドアをコンコンってノックすると、息子はビクッとして怖がるようです」

妻は苦笑いして夫のふるまいをたしなめる。

「コンコンじゃなくて〝ガンガン！〟だからよ。あなたは声を張って強く話す傾向がある。それが息子に威圧感を与える。何か怒られるじゃないかって。でも、わたしがドアをノックするときは、音が小さくて逆に聞こえないらしいです」

この「動の父」と「静の母」の違いは、この家族が抱えた問題を見るとき、暗示的である。〝動〟の父は解決策を外に向かう「行動」に求め、〝静〟の母は解決策を「内省」に求めた。

小松医師はこう説明する。

「お父さんは『いつも怒ってばかりの自分を変えたい』と思い、お母さんは『子供は自分を求めているのに対応できない自分がいる』と考えました。母親はひたすら子に寄り添おうとするものです。それが最も大切だと直感的にわかるからです。一方父親は、自分を変えようと努力をしています。どちらも出発点は子供さんの心の痛みですが、母は子供の中に解を見いだし、父は子供の外に解を求める……。この母と父の違いは、かなり普遍的なものともいえますし、子供の求めるものの違いともいえるでしょう」

ひとつ、興味深いことがある。それは、小松医院に訪れる家族から見える二つのタイプの〝支配〟である。それは「動的な支配」と「静的な支配」と呼んでもいい。前者は高圧的な姿勢や厳しさ、時には暴力による支配がある。目に見えて、耳で聞こえる支配である。対して後者は、クモの巣に誘い込まれるようにじわじわと追いつめられ、あるいは家族を分断する壁を立てるような、目には見えない支配である。支配するほうも、されるほうも気づかないことさえある。

山田さん夫婦が象徴する「動と静」は、この家族にある支配を想像させる。小松医師はこう締めくくった。

「いずれにしても、ケイタさんの症例は、原因は自分たちにあると親が気づいているので、お子さんが良くなっていくのは確実だと思います」

◆怒ってばかりの父親像に必要なもの

我が子に「怒っているばかりの父」と指摘されてショックを受けた純一郎さんは、家庭での自分を省みた。そこには会社で怖がられる〝上司〟の姿があった。仕事に厳しく、部下を叱ることがしばしばである。家でも上司のような父だったのかもしれないと思い当たった。

では、自分はなぜ怒ってばかりいるのか、なぜ怖いとまでいわれてしまうのか……。その父親像と向き合うため、小松医院での母子カウンセリングとは別に、独自にセラピーを受けることにした。直感的に「この人なら話せる」と思った関西の女性セラピストに頼んで、スカイプ（インターネット経由の動画付き通信）でセラピーを受け始めた。

「だらだらとこぼれる自分の固まっていない心を救ってくれる先生でした」。

セラピストは「山田さんが求める本来の母親像を自分が演じるので、私を代理母と考えてください」といった。山田さんの問題は、母や父に受け入れられなかったせいで生じている、だからお母さんともう一度話すように、自分があなたの母の代わりになってお話しますというものだった。

そこで純一郎さんは、毎回、あたかも母親に学校であった出来事を話す子供のように、息子のこと、家族のこと、自分の問題意識を語っていった。

「私は妻と話すときも、子供に話すときも、感情に任せて言いたいことをバァーっと話してしまうようなのです。だから話しが対話にならなくて、相手に怒りや強制のようにとられてしまうんです」

セラピストはこう示唆した。

「あなたのその問題は、父や母に受け入れられなかったせいで生じていると思われます」

セラピストにうながされて、純一郎さんは自分の父と母のことを話した。

「自分は中学時代からタバコを吸ってまして、ある日父に見つかったことがありました。こっぴどく叱られると思ったんです。でも父はこう言いました。『ここはお前の家じゃない、おれの家だ。好き勝手なことをするな。タバコが吸いたければ学校の成績を上げろ。そうしたらタバコを吸おうが何しようがかまわない』。父は息子の体を心配するわけでもなく、社会ルールを守れというわけでもなく、ただ『おれのいう通りにしろ!』っていったんです」

高圧的に指示や命令をする父の前で、純一郎さんの母はまったく逆らえず、息子の味方にもなれなかった。

学校卒業後は家業の後継者になる以外の選択肢は与えられなかった。父は息子を山形にある同業の仲間の会社に修行に出して、技術や営業を学ばせた。

「修行先の会社で働いているうちに、『もう実家に帰るのはイヤだ。あんな親のところに帰ったら精神的におかしくなって、自分は首を吊る』と思い始めました」

　彼は思い切って父に告げた。

「跡を継ぎたくないです」

　そして、その後妻となる美津子さんと知り合って結婚することになると、実家に帰らずに妻の実家で暮らすことを決めて、父に告げた。すると父は子に制裁を加えた。

「相手の家に入るのに、もとの苗字でなんてハンパなことするんじゃない！　婿になるんだったら苗字から変えてしまえ！　それから、財産分与の放棄をしろ！」

　純一郎さんは父との応酬後、勤め先は修行先のまま、父の会社には戻らず、婿として嫁の実家に入った。

　一連の話を聞いたセラピストは、純一郎さんの課題をひと言で表した。

「尊重できるようになりましょう」

「尊重……できるように？」

「尊重とは、お子さんの気持ちや自主性を認めて、やりたいことをやらせることができる心がまえです。あなたご自身が親から支配をされて、したいことができずにきて、ついに家を出たわけです。お父様には子を尊重する姿勢がありませんでした。その姿勢があなたにも受け継がれているように思われます」

　純一郎さんは指摘に〝ハッ〟とした。

「自分は、尊重されたことがなかったのか……」

「父親が何事も決める家で育ち、就職先も決められ、家業も継ぐことも決められてきた。あなたご自身の気持ちは反映されることがなかった」

「だから自分が同じことを子供にしている……と？」

　カウンセラーは画面の中でうなずいた。

「尊重されたことがない親は、その子供を尊重することはできません」

　純一郎さんは心の中で「尊重」という単語をくり返した。[*3]

「そうだったのか……」

　だから子供たちに「怖い」といわれ、煙たがられていたのか……。

　純一郎さんはカウンセラーにすがるように話しかけた。

「自分は、子供を尊重できるようになれるのでしょうか」

　カウンセラーはやさしくほほ笑んだ。

「そう希望しているからあなたはここにいるのです。できるようになりますよ」

母の美津子さんもまた、自分の影響が息子に及んだのではないかと考えていた。それは母としての直感であったが、小松医師や小松医院のカウンセラーとの対話を通じて、具体的にわかってきたことがあった。

小松医師が聞いた。

「お子さんは何を我慢していたと思われますか」

美津子さんは言葉を選びながら答えた。

「なんていうんでしょうか……。わたしも親から受けた人間関係を引きずるというか、そういうのがあると思うんです」

小松医師は無言でうながした。

「親に反論できないというよりも、反論にならないんです。うちの親は命令調ではなくて、なんとなくそういうふうに仕向けてくるんです。それでいつの間にか、すべてが親の思い通りになってしまう。『そんなことはしてないよ』っていわれれば、『そうだなー』っていうしかない。そういうふうにしなければならないという空気を、わたしが察知してそうしてしまうんです」

美津子さんには行きたい学校があった。親はそれをダメという代わりに選択肢を出してきた。それはこの学校かあの学校へという二択である。そこには美津子さんが行きたい学校はなかった。

「就職も同じでした。結局、自分のやりたいことでもない職に就いていました。表だって反対されるわけでもなく、ダメといわれるわけでもなく、でもなんとなく親の決めた道を歩かされてしまってきたんです。わたしが一人娘だったという事情もありますが、嫁にいかずに家を離れなかったのも、思い返せばそういう流れをつくられていたように思います」

美津子さんの父は、自分ひとりでは何もできない人である。食事も着るものも妻に任せきりで、何一つできない。美津子さんやその母いわく、「だらしない人」である。

「父がだらしないので、わたしが母を支えなければならないとも思いました。でもそれは見方を変えれば、母がそういうふうに仕向けてきたのかもしれないのです」

小松医師がいった。

「親の顔色を見ながら来てしまった。自分が親からされたことに縛られて、そこから逃れられず、親と同じようにしてしまう。それがくり返されて親から子に続いていく。これを『子育ての負の連鎖』といいます[*4]」

〝負の連鎖〟とはどのように続くのだろうか。美津子さんが思い出したのが、純一郎さんとの結婚当初のことである。

「買い物に行こうか」

純一郎さんがクルマのカギを持つと、祖母（美津子さんの母）が「あたしも行こうかな」といった。それが何度も続くので純一郎さんはうっとうしく思った。

「じゃあ、ヤメた」

そういって、買い物に出るのをやめてしまうのだった。食事も何かというと娘と一緒にという姿勢なので、純一郎さんはあえて別々にしようとした。

「ばあちゃんが妻にべったりなんです。そこをひっぺ返してやろうとしたんですが、そうしたらばあちゃんは、今度は生まれた娘に向かったんです」

祖母は初孫をかわいがった。

「あたしにしゃべってくれる人、誰もいねがらよー」

そういって、かわいそうな〝自分の味方してほしい〟と孫娘にすり寄っていったのだ。初孫が男の子ではなく女の子であったことは、離れていった自分の娘の代わりにもなった。

だんだんと「味方につける」そのやり方は、純一郎さんがいない時に強くなった。

ある晩、純一郎さんが残業から帰宅すると、寝室で妻と娘とばあちゃんが三人で、川の字になって寝ていたのだ。彼は怒った。

「なに寝てるんだー！　出てけー！」

みなを起こして祖母を寝室から追い出した。

こうして祖母に取り込まれたせいで、長女は物心がつくようになると、祖母の味方をして父に歯向かった。

「パパ、またバアちゃんをいじめてる！」

そして、中学生のときの作文にはこう書いた。

「うちはなんで家族なのに仲良くないのだろう。」

一連の話を聞いた小松医院のカウンセラーは言った。

「お母さんは、間に挟まれてつらい思いをされたんですね」

「いえ、つらい思いはむしろ息子だったと思うんです」

カウンセラーは無言でうながした。

「わたしもそういう親がイヤだと思っているんですけど、一緒に住んでいるし、親だから離れたくても離れちゃいけないとも思うんです。母や夫の顔色をうかがって、どっちつかずというようになったわたしを、息子は見てたんじゃないかと思います。どっちにもいけないなーと。息子はずっと自分を縛って我慢をしていたのではないでしょうか」

「そしていま、あなたが家の中心にいて、自分の母の無言の支配と同じことをして来てしまったと思うわけですね」

美津子さんはうなずいて話を続けた。

「そういう親の影響を受けたわたしが、いま、家族という交差点の真ん中にいます。真ん中にいて、家族のだれの話しも聞くけれど、どっちにも行かせないで、ただ『止まれ』とコントロールしている。家族のだれに対しても、赤信号を灯して立ち止まらせて、〝あなたはここにいて〟〝あなたはここ〟と、立ち止まらせてしまった。これが、わたしから見たケイタの心の病の原因です。わたしが人の顔色をうかがうようになったから、息子もそうなってしまった。わたしという親の姿を見て、息子は自分を縛っているのではないかと思います」

カウンセラーはニッコリして言った。

「交差点を青信号にしていきましょう」

◇患者家族会で力をもらい、家族に向かう

山田さん夫妻は小松医院の「患者家族会」に参加をし出した。

患者家族会の始まりは「患者全員を診る」ことができないことからであった。一人（一家族）の診察やカウンセリングに三〇分以上かけると、多くの患者を診ることができない。小松医師も手いっぱいになって、初診予約は何カ月先にもなる。そこで患者の家族の力を引き出そうと考えたのだ。

毎月一回の家族会では、小松医院のソファのある絨毯《じゅうたん》を敷いた広めの診察室で、十数名の患者の家族や患者自身が参加して、毎回三～四時間にわたって近況を伝え合いながら、心にたまったものを吐き出し、なおすヒントを分かち合う。出席のきっかけは家族の自発的な参加だけでなく、患者である子供たちが「お母さん、家族会に出てきて」と送り出すことも多い。自分たちの状態を理解してほしい、思いをわかってほしいという願いからである。

参加するお母さんたちの表情にはどこか〝思いつめた〟ところがある。不登校やひきこもり、摂食障害などの問題を抱えた子をテーマに、率直に親の自分の至らなさを話す人もいれば、延々と家庭の凄惨《せいさん》な闘いを告白する人もいる。語って吐き出して楽になる人もいれば、じっと聞いて考える人もいる。こじんまりした語らいの場で、相手を傷つけないように意見を言い、情報を共有し、共感力を高めることが、話し方トレーニングにもなっているようだ。

ケイタさんの母は通院後から通い始め、父は自分のカウンセリングが進んだ頃から参加しだした。ある月の家族会から言葉を拾ってみよう。

純一郎さん● セミナーに出たり本読んだり、家族会で皆さんの話しを聞いて、さらに自分がセラピーを受けて、知れば知るほど、これまで自分が子供を傷つけること平気でやっていたのかと痛切に感じています。ゲームなら「やり直し」ってリトライがありますけど、人生にはないので。だから現状から少しでも成長して、〝良いお父さん〟になろうと思っています。でも息子の部屋をノックしてびっくりされて、話しかけるとまだビクっとします……(苦笑)。

神田さん● そういうものだと思いますよ。（神田さんはヒロトさんの母で家族会のリーダーを務めている）

美津子さん● 夫は「オレのこと聞いて、聞いて」なんですよね、まだ。受け取るほうはその熱さに参っちゃうのかな。
純一郎さん● おれ、もうちょっとソフトにゆこう……（笑）。部屋のノックといえば、少し前、エアコンが問題になったんです。ばあちゃん、じいちゃんとも一緒に住む家を思い切って建てて、子供の部屋にはエアコンを付けなかったんです。暑い寒いときはリビングに来るようにさせたい思いもありまして。ところが息子が学校に行かなくなって、部屋にいるようになると、やっぱり付けたほうがいいのかと。リビングに来ると息子はガンガン冷やして、ばあちゃんはカゼひいたりしてて（笑）。それでばあちゃんが「お金出すから付けてあげて」って言って、息子に付けて娘はどうするんだとなったんです。もう一台付ける余裕もないので「どうしようか」と思って、それで娘に確かめたら、娘に怒られたんです。「なんでいちいちあたしに聞くの？　ケイタにしてあげることなのに！」……。
美津子さん● 娘にしてみれば、「許しを得る」のか「我慢しろ」なのか、「欲しいか」って聞くのか、ハッキリしろって言いたかったんです。
神田さん● 私に判断させるな、押しつけるなっていうことね。
美津子さん● そうそう。判断をゆだねられているようで、実際はゆだねられていない。娘はそれを敏感にわかってイヤがったのだと思います。それこそ、わたしがして来てしまった「赤信号の交通整理」のようなものだったんです。
神田さん● なるほど……。

美津子さん● 家庭の中の、エアコンを「付ける、付けない」という何気ない判断にも、家族をキズつけるものがあるんですね。

神田さんが感慨深げに言った。

家族それぞれで、適温は違うのね……。

家族会には小松医師も出席してコメントを授け、また質問を受けることもある。
質問● 不登校をつくるものはどんなことがあるのでしょうか?
小松医師● おとなしくて優等生だったT君の事例をあげます。T君のお母さんは働きに出ていたので、朝、近所の父方の祖父母の家にあずけて、夕方お母さんが迎えに行く生活でした。おじいちゃん子で育ち、小学校三年生のときに祖父が亡くなるとたいへんショックを受けました。それからは、おばあちゃんだけの家にはいっさい行かなくなりました。小学校時代には問題児ではありません。中学も一年生の一学期までは優等生でした。ところが夏休み後、学校を休みがちになりました。秋になると二週間続けて休みました。お母さんは心配しましたが、「勉強が遅れるよ」「宿題だけはやってね」と言い続けました。T君はお母さんに逆らうような性格ではなく、叱られたくないのでやろうとします。しかし焦れば焦るほどできなくなりました。自分は「ダメなんだ」と思ってしまったのです。
そして不登校の引き金になったのは、母が亡くなった祖父の悪口を言ったことでした。それほど悪気のないものだったのですが、おじいちゃん子だったT君は大声で母に怒鳴りました。「そんなこと聞きたくない！　出て行けー！」……と。以来、朝、目がさめると吐き気、頭痛、腹痛が起きます。何度もトイレに行くようになって不登校が始まりました。しかし夕方になると「学校に行きたい」と強く思うのです。これは不登校の特徴のひとつです。[*5]

質問●問題児でもないのに不登校になったのでしょうか？

小松医師●母親にかわいがられない子ほど、勉強して母親の機嫌をとろうとするものです。無理して母親の期待に応えようとして優等生になります。その優等生は我慢してなっていたものですから、あるとき限界がきたわけです。

質問●なぜT君は怒鳴ったのでしょうか？

小松医師●T君とともにお母さんをカウンセリングしていくと、じつは母親の父親が酒乱で、暗い幼少期を送ったことがわかりました。酒を飲んでは暴れ、家族に暴力をふるったそうです。母にはそういう深層の記憶があったので、夫の父に対して、深いところで嫌う感情があって、それが悪口となってしまったのです。

一方でT君は、それまでは母に逆らうことはなかった。母の期待に応えようとして無意識下に抑え込んできた感情が一気に爆発したのでしょう。さらに学校の対応にも問題がありました。不登校の治療中に、保健室のカウンセラーの「家庭訪問」がとつぜんあり、T君が動揺しました。学校のカウンセラーは治療者ではなく、通学を強制する〝使者〟のように思えたのです。

不登校は怠慢ではありません。家庭での長年の干渉や支配が積もり積もって不登校という拒絶的な態度で抵抗するか、そうせざるを得ないところまで追いつめられてしまって起きたものです。無理して学校に行くことが解決策にはなりません。

小松医師はこうコメントをすると、「あとは気楽に」と言って、場を参加者にゆだねて診察に戻った。「こうしなければならない」という意見を述べることのないのは、家族会の場でも同じである。家族自身が自分で「気づく」「わかる」ことが大切だと考えているのだ。

その日の最後の近況報告は、遅れて参加したので、扉近くの床に座った石田さんであった。数年前に離婚をして、娘をおいて家を出た母親である。

神田さん● 次は……、石田さんどうぞ。

石田さん● わたしは娘が小学校三年生の時に離婚をしまして、父親のほうに娘と息子を置いて家を出ました。娘は中学まではなんとか頑張っていたんですけど、高校に入ってから登校できなくなりました。最初の症状は「眠れない」から始まって、朝にはパニック的な症状が出て、学校に行く用意はしているんだけども学校にいけない。行くためにもっと早く起きればいいと朝の四時から起きて、支度をするんですけれど、ついに行けなくなりました。

そうなった理由は、離婚によって母親であるわたしと別れさせられたからではなく、わたしが娘の〝支配者〟だったからでした。わたしは娘の意思をまったく尊重しなかったのです。着るものから持ち物、食べ物にいたるまで、過干渉をしました。子供は心の自由を奪われて育てられた。ところが離婚によって、とつぜん母という支配者がいなくなったのですが、過干渉されて育てられたせいで、娘は自分で何ひとつ決める力が育っていなかったのです。なんとか自分で出来るように努力はしたのです。お父さんに力をもらおうとして、「大好きなお父さんがいる娘」という自分をつくろい、自分の生きる場を作ろうとしたのですが、父には〝母〟という力の源泉がなく、とうとう力尽きてしまったのです。

わたしが支配していたことも、娘が不登校の症状を起こさなかったら、まったくわからなかったことだと思うんです。いずれにせよ、取り返しのできないことをしてしまいました。離婚後、面会交流もできなくて、それもよけい悪くしたと思います。でも、去年から小松先生のもとに娘が通院して、だんだん落ち着いてきて、週末には私の家に泊まりに来て、話しをするようにはなりました。いまは会うことができるようになったので、この状態を変えるために自分も改めて、娘にもなおってもらうようにしていきたいなって思っているんです。さいわい娘は四月から介護の仕事に勤め出していて、いまのところ一生懸命行ってくれています。「その仕事は体がもたないからムリだよ」って、（喉のあたりに手をやって）ホントここまで出てたんですけど。小松先生の教えである「意見をいわずにただ見守るだけ」を徹底してすることにしているので、余計なこと言わなくてよかった。見守ってゆくって、ほんとにツラいものですね。

参加者にうなずきが広がった。

石田さん●勤めに行くようになると仕事がシフトになるもんで、なかなか私の家に来てくれなくて。今週は金曜日に仕事終わり、土曜は休みだからって泊まりにくるんです。来たときには一緒に寝てベタベタやったりして、娘の心の穴埋め一生懸命やっています。離れていたときの〝甘えたかった〟欲求が満たされてきたら、今度は「それが怒りに変わりますよ」と小松先生に言われました。まだ〝怒り〟のほうまで来ていないので、これからそんな変化もあるのかと、覚悟をしています。

神田さん●お母さんが変われば、子供も変わるのよね。

石田さん●そうですね。娘は自分から「なでて」ってアタマ出してくるの（笑）。そこでわたしは「あー、ごめんごめんごめん」ってなでてあげて……。

神田さん●よーし、よしよし（笑）。

ほかの参加者が言った。

「石田さんは〝育て直し〟て、まだ一年でしょう」

「わたしのとこなんか、二〇年も来ちゃった生活なので、そう簡単に変わりませんよって、なおるのにも『二〇年かかります』って小松先生に言われたわ」

「そういう覚悟でね」

「少しずつ、少しずつ」

石田さん● そうですね。わたしが思っている以上に、娘が穴埋めしたいのかもしれない。けっこう月日は流れたんですけど、なかなか埋まらないですね……。「先は長いなあ」って思っているところです。

神田さん● 小松先生がいうように、あきらめない、あせらないって大切ですね。

参加者は、家族会で「もう少し頑張ってみよう」という力を吸い込んで、また家族の元に帰っていく……。

◇あせらず、あきらめず、あてにしない

ケイタさんは地元の中学に進学したが、やはり学校へは行けなかった。そのため、学習センター(不登校児の学習支援拠点)に登録した。最初の半年ほどは通えなかったが、次第に友だちできたことで通い出した。

ケイタさんが中学三年生になる春、中学校の校長先生と山田さん夫妻は面談をした。

校長先生は冒頭、「親御さんとお話しをしなければならないと思いながら、ずいぶん時間がたってしまった」と言って詫びた。

「無理して学校に来る必要はありません。ただ学校としてサポートできることがあればしたいと考えています」

山田さん夫婦はその言葉に感謝した。

「今年から三年生ですから、高校の志望校があるのかどうか、そこはいかがですか」

山田さん夫婦は顔を見合わせた。志望校のことは聞いたことがなかった。そこで「直に聞いてみよう」ということになったが、帰り道に夫が心配顔で妻に言った。

「志望校があるのか？って、面と向かって聞いたら、学校に行けとか、勉強しろというプレッシャーだと思われないかな」

「校長先生から聞いてほしいと言われたっていえばいいじゃない」

「そうだな」

純一郎さんは納得して、帰宅すると深呼吸をしてから階段を上がり、できるだけやさしくノックした。

「ちょっとパパ、話がしたいんだけど」と切り出した。ケイタさんは黙って聞いた。

「いま、学校に行かないことはぜんぜん気に病むことはないよ。自分をダメだなんて思わなくていい、長い人生の中でちょっとの間くらい休んでいても、社会で活躍している人なんかいくらでもいるんだから。パパはケイタが学習センターの仲間と、高校のオープンスクールや文化祭を見に行ったり、花笠祭り行ったりするのをすごくいいことだと思っている。好きなことを見つけて、それが生きがいなり、仕事なりにつながっていけばいい。パパとママはケイタの心をつくり直す助けをしたい、親として協力するから」

夫は階段を降りると、少し涙を浮かべて、満足げな表情で妻に報告した。

「話してきた。ちゃんといえた」

「で、ケイタはなんていったの?」

「うん、うんとうなずいて、何もいわなかった」

「志望があるか聞けなかったの?」

「まあね。でも話せてよかった。自己満足かもしれないけれど」

妻は〝自己満足よ〟といいたげな顔で夫を見た。夫は気まずそうに弁解した。

「おれの親はタバコ吸っても、おまえが心配だなんてひと言もなかったけれど、ケイタは、思いどおり自由にやっていいよ、全面的に応援しているよって、親からそういわれるんだ。まったく違うだろう」

ケイタさんは三年生になると、一学年上の友だちが卒業してしまったせいもあり、学習センターに行かない日も増えた。二階の部屋から、すすり泣く声が聞こえてくることもあった。壁を蹴飛ばすような音も響いた。階下にいる夫婦は目を合わせて、声をかけるべきか、探り合うのであった。

美津子さんはそういうときは「三つの〝あ〟」を思い出すことにした。小松医師からカウンセリング時に教わったものだ。

「あせらず、あきらめず、あてにしない」

〝あせらない〟で子供と接する。〝あきらめない〟で待つ。そして〝あてにしない〟。〝あてにしない〟というのは、よけいな期待をかけないという意味だという。期待をかけて失望をすると、かけたほうも、かけられたほうも身動きができなくなる。そこで、子供から要求があればすぐに動く、子供の様子を察して取るべき距離を保つ。そうすることによって、今度は子供自身が、親との適切な距離感を保とうとしてくる……。そうなることを待つことにした。

自分に言い聞かせているうちに、ケイタさんの不登校は五年目に入っていった。

◆家族が変化するとき

この家族の変化は「家族メンバーが欠けること」からやってきた。

プロローグは祖父の入院であった。ケイタさんの祖父が入院して、胃の三分の二を切除する内視鏡手術を受けた。一〇日に及んだ不在期間を美津子さんはこう表現した。

「おじいちゃんがいない間はおばあちゃんが穏やかで、とても平和でした。いつもささいなことで言い争いばかりで、それを聞かされなくてすみました。なんだかいいなあ、平和だなあ…って思っていたら、帰宅早々、おばあちゃんと言い合いです。病院から指定された栄養剤の缶詰みたいな食べ物が食べられないとか、もともと何もできない人なのに、ダダをこねる病人みたいに振るまうもんで、おばあちゃんが怒ったんです」

家族一人がいなくなったことで、何が変わったのだろうか。それは次いで起きた、家族の中心人物の不在から鮮明に見えてきた。

今度は美津子さんが入院をしたのだ。雨の日に足を滑らせて転倒して腰を強打し、足も二ヶ所骨折してしまった。その結果、子供たちも夫も、そして祖父母たちも、話す中心人物がいなくなってしまった。

家事を取り仕切る人が不在となる事態に、夫の純一郎さんは、まず祖母に食事と弁当づくりをお願いした。祖父には祖母のする家事を手伝うことを念押しした。

最初のうちは順調に見えたが、二週目に入るとほころびが見えた。

「娘が爆発したんです」

純一郎さんが仕事から帰ると、娘の怒鳴り声がリビングから響いていた。

「ジイちゃん！　どうして勝手ばかりするの！」

胃の手術後、医師からは食事をちゃんと取りなさいといわれていたのに、祖母のつくった食事はそこそこに、夜中に一人で起きて自分の好きなものをこっそり食べていた。それを知った娘が怒ったのだ。

「『ちゃんと食べなさい！』って、私もバアちゃんも言ったじゃない！」

祖母は場を取りつくろうとしてこう言った。

「ばあちゃんが悪い、ばあちゃんが悪いんだ」

「バアちゃん、そんなこといってんじゃないの！　ジイちゃん、バアちゃんの手伝いもするって言ったでしょ！　なんで助けてあげないの！」

純一郎さんは娘の声を聞いて、途中から余計なことをいうまいと、自分の部屋に入った。娘は正しいことを言っている、祖母も納得して終わるだろうと思っていると、静かになった。

やれやれと伸びをしたとき、大きな音がした。娘の「ドンドンドン」と走る足音である。祖父母の部屋に向かったようだ。壁を蹴ったのかドアを蹴ったのか、「バーン！」というすさまじい音がした。純一郎さんも立ち上がって、祖父母の部屋に向かうと、娘がいきりたっていた。

「ばあちゃんが悪い、ばあちゃんが悪い」

祖母がまたなだめようとしていた。

娘は怒鳴った。

「そんなこと言ってない！」

純一郎さんは冷静に、まず祖母に向かって「娘に言わせなさい」と告げ、娘に向かって「言いたいことをいいなさい」といった。娘は続けて爆発した。

「なんであたしばっかり間に入って、ジイちゃんとバアちゃんの間に入って、嫌な思いをしなくちゃいけないの！　なんであたしばかり、いっつもいっつもこういう思いをしなきゃいけないの！　なんでジイちゃんはバアちゃんに文句ばっかり言っているの。それもいやなの！　みんないや！」

娘の言葉を聞いて、純一郎さんも「自分の胸を開こう」と思った。まず祖父に向かった。

「同じ男として言いますが、おれも妻にはずいぶん迷惑をかけている。でもいまはケイタのこともあるし、できるだけやろうと思っている。でもテレビばかり見てゴロゴロしてるだけじゃないですか。あなたもやらなきゃだめです」

するど娘が反論した。

「パパも、いつもそうやってジイちゃんやバアちゃんをいじめる！　そういうのも嫌いなの！」

「いじめてなんかない」。父は言い返した。

「だってみんな仲が悪いじゃない！　それがイヤなの！」

純一郎さんは自分もみんなも落ち着かせるように、床に腰を下ろした。

「たしかにすごく仲が良いわけじゃない。うまくいかないときは、お母さんとお前たちを連れて、この家を出て行こうと思ったことだってある。でも現実には住宅ローンもあるし、ジジババにはこれまでお世話になったこともいっぱいある。見捨てるなんてできないと思った。そう考えて、ここにいようと思い直した。

だが、うわべだけ、じいちゃんばあちゃんと仲がいいようにすればいいのか？　おれはそんなことできない。だから思ったことはちゃんと言うようにした。だからおれに『ジジババと仲良くせい』というんなら、お前も態度を改めてほしい。パパを無視したり、お母さんにだけ何かを言うのをやめなさい」

「違うわ！」。娘は首を振った。

「パパが嫌いでしているんじゃなくて、パパが怖いからよ」

　純一郎さんは〝虚〟をつかれた。息子ばかりか娘からも同じことを言われてしまった。腹をくくって話そうと思った。

「わかった。いい機会だから話させてくれ」

　純一郎さんは娘を見て話しを続けた。

「じつはパパも小さいとき、オヤジが怖かった。ああいう高圧的な親にはなるまいと思っていた。ところが、ケイタに自分が大嫌いな親がしたのと同じことをしていたのがわかったんだ。そしてお前にも同じことをしていたと、いまお前が言った。その通りだ。だから、パパは自分を変えようとしてきた。まずセラピストのカウンセリングを受け出した。いまも受けている。支援学校や不登校対策のイベントにも行っている。ケイタの先生のところの家族会も毎月行っている。そんな努力してきたから、前よりは変わってきたと思う。

　だけど変わったとしても、たった四年か五年分だ。お前との間には、もう二〇年近い間、怖い父親がいた。だからたった五年で、怖い父は消えっこない。もしかしたら一生消えないかもしれない。でもパパは、とにかくいま、猛烈に反省している。口先だけでなく、努力して自分を変えようとしている。良い父親であろうと努力しているんだ」

娘は「わかった」と言って落ち着きを取り戻した。家族はそれぞれの場に戻っていった。その後で純一郎さんは、二階のケイタさんの部屋に向かった。

「聞いてたか?」

「うん」

「あれだけ大声だったら、聞こえないわけがないな」

ケイタさんは微笑んだ。

「さっき話していて思い出したんだけど、ほら、最初に精神科の病院に行っただろう」

「うん」

「あのとき、小テストみたいの書いたの覚えているか。お前『パパが怖い』って書いただろう。あれがお父さんにはショックだった」

「そんなの書いたっけ?」

「忘れたのか。いまケイタが人が怖いっていうのは、パパの責任だと思ってるんだ」

息子は静かに言った。

「原因はほかにある」

「ほかに?」

「学童保育の先生が厳しかったんだ」

◇ケイタさんのつらさとやさしさ

このできごとを聞いた小松医師は次のように考えた。

「中心人物の美津子さんがいなくなったために、見えてきたことがいっぱいあります。これまでは山田さんの家族のみんなが、美津子さんに不満をぶつけて、本音を話していました。ところが、家族の気持ちを一身に吸収していた母がいなくなったことで、それぞれで不満や思いを心に溜めていくようになった。やがて溜まったものがあふれた。不満が爆発した。しかしその不満の解決が大切なんではなくて、家族というものが、不満を吐き出せる場になって、不満を聞いてくれる場になったってことが大切なんだと思います」

小松医師の言葉を証明するかのようなことが、ケンカの翌日にあった。娘は整理がついたように、自分の部屋を大掃除してたくさんのゴミを出した。そして出かけるときに「行ってきます！」と明るい声で出て行った。その姿を見た父は、ケンカした甲斐があった、娘が変わろうとしていると喜んだ。だが実情は違った。娘は入院中の母にこう報告していた。

「パパが何をしているとか、何をどう考えているかどうでもいいの。ただ話しを聞いてほしかったの」

娘はただ話しを聞いてほしかった、口に出せたからよかったのである。出すことによって家の中の壁は低くなった。山田さんの家では、母であり妻であるセンター役が入院して不在になって、それまでの「気持ちを吐き出す流れ」が滞ったように見えた。実際には逆で、母のところで滞っていたものが、流れるようになったのだ。

「ケガの功名ですね」

そう言って、父の純一郎さんは苦笑いをした。

もっともかつての純一郎さんであったら、あの場で自分の言いたいことをいって、終っていただろう。だがこのシーンでは娘に話させ、聞こうとした。それは彼が求めてきた「相手を尊重する」ことである。それができるようになってきたことも収穫であった。

もうひとつ重要なことを小松医師は指摘した。

「娘さんやおばあさん、お父さんも、気持ちを吐き出せています。しかしケイタさんはずっと何年も出せないできたわけです。気持ちを出せないというケイタさんのつらさが、家族みんなにわかったのではないでしょうか」

家族がケイタさんのことをわかってきた。そこで、もうひとつ気づかねばならないことがある。つらいはずのケイタさんは、しかし、あまりにもやさしい返事をしていたのだ。

「自分の不登校の原因はお父さんにも家族にもない、学童保育の先生なんだ」

このやさしさがケイタさんの素の心にある。それが家族みんなにわかってきて、家族の空気が変わっていくにつれて、ケイタさんの状態も良くなっていった。
ただケイタさんのこの言葉を文字通り取ってはならない。そこには〝置き換え〟があったのではないだろうか。学童保育の怖い先生とは、やはり父のことであり、母のことである。無意識のうちに父と母を〝先生〟に置き換えて口にしたのではないか。それをあえて言わない思いやりが子供にはある。その思いやりに気づかない親がいるだけなのだ。それだけのことなのである。

◇お母さんは家族の太陽になって

その後に開かれた家族会では、純一郎さんから近況報告で、ケイタさんが通信制の高校に通い出し、自分のペースでレポートを提出しているとあった。

純一郎さん● 最近の息子は、調子がいい時もあれば悪い時もあるんですけども、きのうはちょっと悪かったかな、小さい時なら一緒に遊べたんですが、大きくなるとむつかしくなりますね……。そんな感じです。あと、先日、全国ひきこもり家族会連合会の全国大会が米沢であって、妻と参加してきました。[*6] 心に残ったのが「減点社会・加点社会」という話しで、「足し算」で物ごとをとらえなさいということです。日本だと九〇点とっても「あと一〇点足りなかった」ってマイナス思考をするけれど、アメリカだと「ナイストライ！」「次はできるぞ」とチャレンジしたことをほめる。それはいい、取り入れようと思って、仕事場でも失敗した部下に向かって「グッドジョブ」と言ったら、変な顔をされました（笑）。

美津子さん● わたしの入院を機に、みなが思いをその吐き出せるようになりました。そしてその少し前からわたしが見るケイタは、最初の頃とくらべものにならないくらい、状態は変わりました。まだ人に接するのは苦手ですが、会話が必要な場面ではびっくりするくらい、しっかりと受け答えをします。それは息子が本来持っていた力だと思います。自分のことも少しずつ出せるようになってきました。

私たちは、あの当時、息子は病気ではなかったと思っています。親の考えや世間体、こうしなければならないという考えで息子を縛っていたから、息子は苦しんだのだと思います。子供はもともと悪いところなんてなくて、悪くしたとすればそれは親のせいです。子供は親の〝毒素〟を吸収して動けなくなってしまうのです。

だから病気を〝なおす〟ということではなく、いろいろとこんがらがっているものを、そっとほどいてあげればいい。毒素を出してやればいい。そして素の子供の姿を認めてあげることが大切だと思います。

息子のことをきっかけに、娘や家族についても考える機会になりました。夫は親に縛られていたわたしを助け出してくれました。まだ引き戻されそうになる時もありますが、わたしは私、親は親、と考えられるようになりました。夫婦がお互いを思いあい、仲がいいということとがいちばんです。それを見て、子供は安心して、外に出てゆけるのだと思います。何があっても子供を信じること、子供の力を信じること。それは息子だけに限らず、娘にも同じです。もともとある子供の〝生きる力〟を取り戻してあげる、それには信じて待つしかない。親の期待や思いはグッと押しこんで、子供の本来ある力を信じてただ待ってあげれば、子供は動き出すのだとわかりました。娘が『ただ聞いてほしかった』と言ったのも、子供というものは親に話を聞いてほしい、そういうものだからです。それだけでいいのです。以前、夫から「母親は家族の中の太陽であってほしい」と言われたことがあります。当時は、どうして母親だけが耐えてニコニコしなければならないのかと思いましたが、いまは「そうありたい」と思えるようになりました。子供が道に迷ったときには、何も言わず暖かく照らす太陽でありたいと思います」

山田さんの家族にあった交差点の信号は、赤信号ではなかった。それは丸い太陽だった。母がニコニコと照らす光だったのだ。ときに子供がそれをまぶしく感じたり、夫をギラギラ照らしたりすることもあるだろう。だから母は光を大きくしたり、小さくしたりすることができればいいのだ。家族をよくできるのは、家族の力なのである。[*7]

＊1　「睾丸捻転症」は睾丸（精巣）が陰嚢内（いんのうない）で精巣動脈や精索静脈を軸として回転する病気である。血管が締めつけられて血液が流れなくなり、長時間放置すると睾丸が壊死（えし）する。原因は生まれつき精巣の固定が弱いこととされ、思春期の第二次性徴で精巣が成長するとき、軸が重みを支えきれずに回転してしまう。精巣が機能を失うことなく治療できる割合は、発症から六時間以内で九〇％、発症から一二時間以内で五〇％と報告されている。あえてたとえてみれば、心の病気もまた「しっかりとした親の愛情という軸」が弱いとき、思春期以降に〝ねじれ〟てくるものであろう。

＊2　痛みに関して小松医師が興味深い話をした。内科で開業を始めた昭和四〇年代、腰痛を訴える患者が多く来院した。彼らに「ビトキシン」というハチ（蜂）から抽出した液を皮内注射すると痛みが治ったというのだ。ビトキシンは昭和三〇～四〇年代に富山化学が販売した「ミツバチから抽出した注射液」で、治効率は八五％に達したという。注射は皮下ではなく皮内で、皮膚の表面をプクっと膨らませるだけのものである。養蜂業を営む人には腰痛持ちがいないというわれがあり、自然の鎮痛成分があるとされた。腰痛の痛みは心や神経がつくることが現在ではわかってきた。痛みは奥が深いものがある。「安定剤を投与するだけで痛みがなおるケースは多いです」と小松医師は言う。

＊3　社会学者エーリッヒ・フロムは自著『愛するということ』（紀伊国屋書店、一九九一、第二章、五一頁）の中で、尊重に関してこう書いている。
「尊重とはその語源（respicere＝見る）からもわかるように、人間のありのままの姿を見て、その人が唯一無二の存在であることを知る能力のことである。他人がその人らしく成長発展していくように気遣うことである。したがって尊重には、人を利用すると言う意味は全くない。私は、愛する

人が、私のためにではなく、その人自身のために、その人なりのやり方で、成長していってほしいと願う」

フロムは「愛は自由の子」であり、「支配の子」ではないと書く。だがおうおうにして愛が支配になるのはなぜだろうか。尊重のことを、近年の日本では「リスペクト」というが、語源が「見る」であることを知っておきたい。

＊4　親のしてきたことを子が無意識にしてしまうのは、心理学で「取り込み」という。親の価値観を自分のものだと思い込んで行動してしまうことであり、絶対的な存在である親の価値観に子はあらがうことができないため、「子はあらがわないものだ」という思いが無意識の部分にまで刷りこまれていく。ところが後年、子は自分の中にある価値観に目覚め、それが親の価値観と違うことに葛藤を覚えて悩まされることになる。

思春期の早いうちにそれが出れば「反抗期」として自立への階段にもなるが、より深く無意識にあって、後年に出るようになるのが「中高年のうつ」と総称されている症例に多く含まれているのではないだろうか。

＊5　小松医師は子供の「SOS」のサインを見逃さないようにという。幼少期のサインには、「元気がなくなる、表情が暗くなる、無口になる」「人の顔色を見て合わせようとする」「寝つきが悪くなる」「朝起きると腹痛をうったえる」「指しゃぶりをする」「チック、小児ぜんそく、アトピー、円形脱毛の症状がでる」。子供が成長するとSOSのサインも変化し、「不登校やひきこもり」「昼夜逆転の生活」「周囲に当たりちらす」「家庭内暴力」「家出」となる。そういうときには「触れ合う時間をたっぷりとる」こと、そして「無理にでもニコニコする」「ぎゅっと抱きしめる」「話をきいてうなずく」ことをすすめる。

＊6　ＫＨＪ全国ひきこもり家族会連合会は、ひきこもり家族の支援や実態調査などをしているＮＰＯ法人である。ＫＨＪとは「Kazoku　Hikikomori　Japan」の略で、英語の辞書にも「Hikikomori」という用語があるという。
ケイタさんはひきこもりではなく、外出もできるし、対話もできる。ただ学校に行かないだけであるということで、「ひきこもり」という用語は使っていない。

＊7　シュヴィングの『精神病者の魂への道』（ゲルトルート・シュヴィング、みすず書房、一九六六）には実に象徴的な一文がある。
「ホロス（シュヴィングの恩師である精神分析家イストヴァン・ホロス）によれば、家族によって罹患した精神病者は、家族を通して回復し得るのである」（同書、一五三頁）
家族がかけがえないといわれるのは、この点であろう。

第5話

子供を信じて

――不仲の夫婦の子供たちの症例から

◆この症例のテーマは「子供をすべての中心に」である。母親の暴力的な行為によって子供たちが不登校になった。一方、父親は子供の回復よりも離婚を優先しようとした。小松医師が代理母を立てて、父親の子育ての姿勢を正していくと、子供たちの症状は回復していった。不仲の夫婦に切り裂かれる子供は、何を考えているのだろうか。

◆主な登場人物

岡田さんの子供たち（不登校）

・九歳の男の子ワタルさん

・七歳の女の子リオウさん

岡田一郎さん

岡田かすみさん、岡田さんの妻

岡田さんの母、花江さん

◆「お母さんに何をされたか、言いなさい！」

　父は二人の幼い子に向かって言った。

「ここが正念場だからちゃんと言いなさい」

　小学校四年生、九歳の男の子・ワタルさんは、口を閉ざしたままで何も言わなかった。小学校に入学したばかりの六歳の女の子・リオウさんは、イヤイヤというように診察室のカーテンに顔を隠して言った。

「何もされてない……」

「されたよね？」

「何も言いたくない！　ここ、きらい！」

　父の岡田一郎さんは、カーテンを引いて娘に顔を出させると、再び強く言った。

「お母さんに何をされたか、ちゃんと言いなさい」

　小松医院のカウンセラーが、「そこまで無理しなくても」というと、一郎さんは首を振った。

「ここで証言しないと証拠にはなりませんから。裁判になった時に医師の診断書が必要になりますし……」

　そしてまた子供に向き合った。

「このおねえさんにちゃんと言いなさい。お母さんに何されたのか」

二〇一六年春、小松医院の診察室に来たのは、団体職員の岡田一郎さんとその子供たちである。母親が子供たちを虐待《ぎゃくたい》し、マインドコントロールしたせいで不登校になったという。ワタルさんは黙って父の横に隠れるようにしゃがんでいた。リオウさんは泣き出しそうな顔を再びカーテンでおおった。

「お母さんがなんていったか言いなさい」

父親が再びカーテンを引いて顔を出させると、リオウさんはしぶしぶと小さな声で言った。

「生まれてこなければよかった、いらない子だって」

父はさらに追いこんだ。

「包丁もされたんだろう?」

リオウさんはうなずいた。

「お母さんにお腹に包丁された」

父はおぎなって言った。

「母親が子供のお腹に包丁を向けたんです。『いらない子だ、生まれてこなければよかった』といいながら……。それから二人とも学校に行けなくなりました」

カウンセラーがそこまで事情を聞いたところで、小松医師が診察に現れた。内容をかいつまんで聞いた小松医師は母親の状態をたずねた。

「お母さんはいまどちらに?」

「それは……」

岡田さんは、子供たちを「診察室の外に出せないか」と言った。小松医師は看護師を呼んで、別の部屋で面倒をみてあげてくださいと言った。子供たちが診察室から出ていくと、岡田さんが説明した。

「こんなことがあったので、X病院に緊急入院させて、子供たちに近づけないようにしました。怯《おび》えるもんですから」

一年生の娘は学校に上がったばかりなのに学校に行けず、父から離れられなくなった。四年生の男の子はさらにひどく、学校どころか怯えて話せなくなり、トイレにさえ一人で行けなくなった。

「女の人が怖くなったらしく、子供はおばあちゃん、近所に住んでいる私の祖母ですが、そのおばあちゃんにさえランドセルを投げつけるしまつです」

「これほどのことがあれば当然です。ところでX病院では奥さんは何と診断されましたか」

「神経衰弱といわれました。私と話すと興奮するんで、面会も電話もしないでくださいって言われています」

「神経衰弱という診断ですか」

「はい」

小松医師は何かをいおうとしたようだが、言わなかった。代わりに一郎さんが話を続けた。

「小松先生のことはある人から聞いて来たんです。家族を診ていただける医者だと聞きました。X病院は患者が子供であれ親であれ、患者しか診ませんから。子供のことも伝えたんですが、まったく相手にされず、もっぱら入院している妻のことばかりみています」

小松医師は〝わかった〟というようにうなずいた。

「事情はだいたいわかりました。旦那さんも仕事はあると思いますが、まず子供たちが心配ですから、なるべく付き添ってあげてください」

「はい、いまこんな状況ですから有給休暇をとってます」

「それとお母さんの代理になれるような人が、一緒にいてあげるのが、いちばんいいと思います」

「当院では『代理母《だいりぼ》』って呼んでますけれど、母性のあるやさしい人がお子さんたちの世話をしてあげるわけです」

「母の代理ですか……」

一郎さんは少し考えてから言った。

「それなら私の母がいいと思います」

一郎さんの母（子供たちからみて祖母）は、一郎さんの家の近所に住んでいる。祖母は子供好きなやさしい人で、代理の母親になれるだろうという。そこで祖母に頻繁に訪れてもらうことにしたのが、最初の治療方針となった。

「こちらも母性の強いカウンセラーをつけて、お話を聞いていくことになります」

そのとき、診察時間が長くなってしびれを切らしたのか、診察室にリオウさんが入ってきて言った。

「お母さんはどこ？」

父は〝だめ、だめ〟というように首を振って、娘を抱き寄せて答えた。

「いまはいないんだ」

「お母さんに会いたい」

小松医師が助け舟を出すように言った。

「具合が悪くて入院しているとちゃんと伝えてはどうでしょう」

「それはそうですが……」

女の子は叫びつづけた。

「お母さんに会いたい。離れてしまうくらいなら、お母さんに包丁されたとき死ねばよかった！」

診察が終わり、岡田さん家族が帰ったあと、カウンセラーが肩をすくめて言った。

「ゾッとしますね。お父さんとしては、なおしてほしいというよりは、弁護士さんに出す診断書を書いてほしいのが希望なのでしょうか。何だか子供たちのことより、離婚して子供たちからお母さんを引き離すための診断書が目的のように思えました」

◇再診日―夫の話から見る妻の姿

岡田さんの再診はおよそ二週間後であった。現れたのは一郎さん一人である。カウンセラーが子供たちの居場所を聞いた。

「ワタルとリオウは近くの公園にいて、おばあちゃんがみてくれています。お姉ちゃんは学校を休んでいます」

「では看護師さんにいって、呼んで来てもらいましょう」

小松医師が聞いた。

「中学生のお姉ちゃんはどんな具合ですか」

岡田さんは顔をくもらせた。

「長女は学校には行けてたんですが、昨日ちょっと友だちとトラブったみたいで、行かないと言いだして、急遽おばあちゃんに来てもらいまして」

「というと、三人とも学校に行けなくなったのですか」

「はい」

「ワタルさんとリオウさんの具合はどうですか」

「ワタルは〝お母さんもお父さんも消えろ！〟という感じです。ベランダから身を乗り出すようなそぶりもして、そのたんびに、なだめたりさとしたりです。昨日もくだものナイフをこう持ってですね、『死ぬから!』って。私は怒りを見せないようにして『これはね、くだものを切るときに使うんだから』って言ってなだめて、ナイフを下ろさせて。今朝も、自分の首とかお腹に刃を向けたんで、『なんでそんなことすんの?』と聞くと、『だってお母さんがしてた』って言って」

カウンセラーがいった。

「お父さんがお母さんから自分を守ってくれなかった、というんですね」

「そうみたいです。思い出したのが、去年、監視カメラを家に付けてくれって言われたことです。なんのことといっているのかな、と無視していたんですけど、『お父さんはだまされているんだあいつに』って、『あいつってだれ?』『お母さんのことだよ』『そんなことしないよ』と話していたんですが……」

小松医師が言った。

「暴力的なお母さんに対して怒りがあるわけですが、男の子はどうしても母親を否定しきれないところがありますから、怒りの矛先が父親にも向けられるのでしょう」

「最後にはかならず『お前、守れなかったくせに!』って言われてしまって。ともかく大人はだれも信用しない状態です」

看護師が現れて、子供たちと祖母を連れてきたことを告げた。小松医師は指示を出した。

「あっちで一緒に遊んでいてあげてください」

そして、父の一郎さんとの話を続けた。

「長女のときはそれほど夫婦関係は悪くなかったんですね」

「そのときは、妻は長女に対しては何かすることはなかったですね」

「下の子のときからということですね」

「息子のときからだんだんひどく……」

「夫婦仲が良いときには子供は安定して育つものですから」

「はい。しかし、結婚当初からいろいろと妻の家庭環境のこともわかってきて、さまざまな意見の食い違いというのが出てきました」

「どんな食い違いですか」

「たとえば妻はケンカするとすぐに『では離婚しましょう』と別れ話を切りだしたり、子供の教育について意見を言いあうと、その場は納得しても翌日また同じことをくり返したりと、なんていうんでしょう、モラハラ〈モラルハラスメント＝モラル〈道徳〉による精神的な暴力、嫌がらせのこと〉です。私はモラハラをずっと受けてきました。妻の性格の問題もあるのでしょうが」

「結婚当初はそんなことはなかったんですか？」

「子供が生まれてからです。だんだん人を敬《うやま》う気持ちがない面や、感謝の気持ちもないというのがわかってきまして。自分の話したいことを話すとそのあとはコロッと変わってしまうとか……」

「人格まで変わるんですか？」

「人格も、顔色もコロッと変わりますね。近所の人と話しているときには明るくても、家に入るとすっと暗くなり、違う声音で話すようになってしまいます。話も主語述語がなくて、言いたいことをボーンというから、こっちはチンプンカンプンで、妻に『なんの話？』って聞くと、『なにもわかってくれない』と怒りだす始末です」

「そうですか……」

「妻の実家のほうも尋常《じんじょう》じゃない家系なのがわかってきました。父親は激しい気性の持ち主でして、私たちの結婚後、妻の実家に行った際に、ささいなことで父親とその息子がケンカをしだしたんです。頭にカァーッと血がのぼった父親が、ナタを持ち出して振りまわして、息子を怒鳴りつけるのです。私は止めに入ったんですが、どうやら妻は小さい頃からそういう光景を見なれているようで、あわてふためくってことがなかったので、そういうのもヘンだなと思っていたんですが」

「奥さんの母親はどんな方でしょうか」

「ずっと前に亡くなってます」

「早くに？」

「妻が高校生の頃に……。妻と母が何かでケンカをして、母が怒りにまかせて道路に飛び出したときに、クルマに轢《ひ》かれてしまったんです」

「なるほど……。奥さんにもどこか暴力的なものがあったわけですね」

「そういう家系なんです。妻の父親が借金をこさえて、その保証人に娘である妻がなっていて、『肩代わりした』ということも聞きました。父親はこのあいだ飲酒運転で捕まりまして、それも二回目でした」

「要するに、ずっとそういうのがつながっている」

「近所の人も『あそこの家は……』と言っています」

「奥さんは仕事はお持ちですか」

「看護師をしています。透析専門病院で。結婚後はパートになりましたけれども」

小松医師は少し考え込んでから言った。

「たしかX病院に行っても会わせてくれないんでしたね」

「会うと妻が興奮するというんで、それなら主治医の先生と三人で会わせてくださいとお願いしたら、あっちは身構えまして、看護師さんらと五人くらいで来られて、こっちは私ひとりで面談したんですけど、妻と話もできないし、病状とかの説明もない」

「身元引受人は旦那さんですね」

「はい。でも引き受けさせてもらえません。ともかくそういう家系で、私と育った環境も人間性も違って、ずっと我慢してきたんですけどもう限界です。包丁を持たれてから、警察と保健所と児童相談所のほうにも相談しているんですけど、警察や保健所では『退院して籍を抜かなければなんともできない、弁護士さんと相談してください』といわれて……。なかなか私のほうも治療にだけ集中できない状況もあります」

看護師がやってきて、子供たちと祖母が『そろそろお父さんに来てほしい』と言っていますと告げた。小松医師は言った。

「では今日はそういうことで。あと、旦那さん。もう少し頻繁に来てください」

◆患者の正しい力を引き出して一緒に歩く

この症例の「事実」を整理しよう。

岡田さんは、素行に問題のある父親がいる家庭で育った「かすみ」さんと結婚した。結婚当初は穏やかだったが、二人目の子が生まれた頃から言動や態度に乱れが見られるようになった。三人目の子が小学校に入学した春に、虐待のような脅しをして、病院に運ばれて「神経衰弱」と診断された。岡田さんは離婚を望んでいる。子供たちは母親に怯えて不登校になった。

こうまとめれば夫婦間の諍《いさか》いが昂《こう》じて、子供にも影響を及ぼしてきた母親の問題が大きいように思われる。だが、初診時にカウンセラーがつぶやいたように、腑に落ちない点もいくつかある。

第一に、夫には子供たちの回復より妻との離婚を優先するかのような態度があった。

第二に、妻は入院先で、夫の証言があてはまるような重篤な診断（たとえば統合失調症など）をつけられなかった。

第三に、妻の看護師という仕事と、その振るまいの間にギャップがあるように思われる。

第四に、子供たちには、母親へ憎しみだけでなく、愛情もみられる。


以上から、父親が事実を述べているのか、あるいは無意識のうちに自分に有利な話をしているのか、という疑問がわいてくる。

小松医師がその疑問にひとつずつ答えていった。

「まず、岡田一郎さんは規律を重視する団体の職員で、姿勢もよく、ハキハキとした受け答えをします。子供との関係は、子煩悩というよりは、しつけ重視に見えます。ただ子供を救うためには〝まず離婚だ〟というのは奇妙です。夫婦の不和には何か別の理由があるのかもしれません。それはわかりませんが……」

もしも「別の理由」があるとすれば、それは母親からも聞くべきだが、このケースでは母親が小松医院に通院することを拒否していた。

「また母親は統合失調症など重い症状ではなく、より軽い神経衰弱と診断されています。そこからすると、妻の生い立ちに関する夫の話にはどこか誇張があるのかもしれません。母親と話せないぶん、不明なところは残りますが、母親に子育てへの愛がないのは母親自身が育てられた過酷な環境ゆえだと考えていいでしょう。

また看護師という職業選択ですが、仕事選びは、意識された理由以外に無意識的な理由があるものです。たとえば弱い人の世話をするような、博愛主義的な職業を選ぶ人は、無意識下では自分が多くの人から慕われたい、かまわれたいという願望を持つことがあります。彼女自身、欠落したものを抱えながら葛藤してきたと考えられます」

子供たちの言動から考えられることは何だろうか。

「子供たちがお母さんだけでなく、すべての大人を信用できないと言ったのは、家庭は社会のミニ版だからです。親を信用ができない家に育てば、家の外の大人も信用することもできません。子供たちがそれでも母親に会いたいというのは、子供たちは親を嫌いなわけじゃないからです。子供というのは基本的には親が好きです。ただこの家庭では両親に亀裂がありました。母は放心状態で、父は離婚をしたいと言いました。子どもたちはこういう親と、どう接していいかを迷い、心に葛藤が生じたのだと思います」

この症例は片方の親だけの「事実」に基づいて判断をしていくケースで、心療内科医としてどうアプローチしていくべきなのだろうか。

「こういう症例はいっぱいあります。たとえば家族会へも、母親は来ても父親は来ることを拒否するとか、片親になついているように見えても、それがもう片方の親への情があるから無理して演じるとか、子供たちの心理はさまざまです。

しかし我々は、刑事でも検察でもありません。患者さんの話から〝真実〟を引き出すのが仕事ではありません。患者さんやその家族の正しい力を引き出して、同じ方向に一緒に歩いていこうとするわけです。

そのとき大切なのは〝直観〟です。この患者さんの思いはこうなんだな、ここを解きほぐしてあげれば、きっと真っすぐ歩いていけるなということを感じるわけです。カウンセリングでじっくりと事情や生い立ちを聞くのと、直観を大切にするというのは矛盾していると思われるかもしれませんが、そうではありません。全体を見て、印象から感じ取ることが大切です。たとえば『人を外見で決めつけるな』とよく言われますが、外見の乱れは心の乱れのサインです。そこからわかることも多いわけです。表面的な現れの奥に隠された〝心の不安〟を取り除くのが、我々の仕事です[*1]」

患者やその家族のもつ「正しい力」を、岡田さんの次の診察日に見ていこう。

◇子供を中心にしてください！

前回の再診日から一カ月半後の診察日。小松医師が岡田さんを洋間の診察室に迎えた。子供たちの姿はなかった。

「今日もお子さんは一緒じゃないんですね」

岡田さんは、一瞬悪びれたような表情になったが、すぐに弁解を始めた。

「今朝から機嫌が悪くなってしまって」

「何かありましたか」

「おととい学校に行った時にですね、学校の対応がガラリと変わりまして。子供の気持ちを無視したことをいうし、妻をかばうようなことさえ言って、学校に行かせないのは〝父親のせいだ〟となっているんです」

小松医師は岡田さんの言葉を制するようにいった。

「同じことを何度もいいますが、お子さんもお父さんも一緒に診るという対応をしているところは、ほかにたぶんないと思います」

「そう思います」

「もう一度そのことをわかってほしいと思って、今日はお子さんと一緒に来てくださいと言ったんです。それで、学校に行ったとたん、悪くなったんでしょ？」

「はい。息子は別の不登校の子と一緒に学校に給食に行ったんです。ここにもまとめてもきたんですけど、不登校になった子の保護者の方から、うちの息子と一緒に給食を食べに行ってくれないかっていわれて、行ったんです。そこで母（祖母）がその子と日曜日に釣りに行ったり、芋煮会に参加したんですよーと、教頭先生に話したら、『不登校同士で遊んでるっていうことはどういうものだのか』って言われたらしく……」

「いいですか。一般的な学校というのものだいたいそうです。学校に行くと具合が悪くなり、こちらに来ると良くなる、それには理由があるんです」

「はあ」

岡田さんはうなずいた。小松医師は椅子の背によりかかって、岡田さんを見つめて話した。

「ここに診察に来られたとき、お子さんはどうでした？　なついて抱っこされたり、明るくなったでしょう。ここでそういう状態までできても、元に戻ってしまった。なぜだと思いますか」

岡田さんは首を振った。

「ここでは子供たちを自由にさせて、話したいことをいくらでも聞いてあげる。たまっているものを出させるんです。そうすると子供は自然になっていく。逆に、子供たちの気持ちも無視して、学校に行きたくないのに行かせるとかすれば、子供たちはここでそういう状態までもっていっても、また元に戻ってしまうんです」

「はい」

「だから学校に行って調子が悪くなるんです。もうちょっと強くならないと学校には適応できないですよ」

「三人共ですね、先生のいうように赤ちゃん返りのような…」

「赤ちゃん返りに移るってことも言いましたよね。だんだんだんだんと治療が進んでいけば、赤ちゃん返りしてきますよって話しもしてきましたよね」

「はい。前回来たときも、一番下の娘には哺乳瓶とかおしゃぶりを買って与えたり…」

「こういう扱いをする医者やカウンセラーが、学校にも、家にもいないんですよ。そうしたら当然元の状態に戻りますよ」

「教頭先生の方からは、私の母になんですけど、小松医院で治療しているにも関わらず、『セカンドオピニオンを受けてみたらどうだ』って話がありました」

「どの先生にオピニオンもらってもらってもかまいませんが、まずそこから食い違いがありますよね。教頭先生は最初の状況を知らないでしょう。あんなひどい状況を知らないのに、どういうふうにきゃっきゃっと騒げるくらい良くなったのか知らないのに、話されていますよね」

「たぶん妻が電話しているんですよ」

「だからそこを含めて、話をしようかなと思ったんです」

「私はもうここにお願いしたいと思ってます」

「もちろん全力を尽くしています」

「先生は、妻がここに二回来たっておっしゃっていましたね」

「二回来ました。治療方針だけきちっとお伝えしました」

「それで私は、妻が学校側に対して、子供のことをどう伝えたか気にかかっていて。それがあってから、学校側でも小松先生の方にお話しに来ると言っていたのが、また気にかかっていたもんですから」

「来られたら、奥さんにお伝えしたのと同じ治療方針をきちっと先生にも伝えます」

「妻が退院してから急に学校側も変わってですね、先生のところにゆくとか、確かめに行くとか…。妻は、表向きは何もやってないというんですけど、近所の人からチラホラ聞こえてくる話によると、やっぱり学校に連絡しているんです」

「学校だけじゃないでしょう」

「ええ、私の職場にも連絡がありました」

「いいですか。だから一貫してしっかり治療しない限りやられます。学校でもそうだし、裁判所にいってもやられてしまいますよ」

「さんざんやられています」

「私もそう思います」

「裁判なんてやるなって言ったでしょう」

「でも裁判しなきゃ話にならないんですよ、妻と」

「そういうことではだめですよ。子どもたちをなおすことを中心にしていかないと、奥さんにやられてしまいますよ」

「はあ……」

「裁判にはたぶん勝てるでしょう。でもそれはあなたの都合です。いちばんの問題は子供さんをなおすことです」

「それはそうですけど……」

「最初の頃とくらべたら、子供たちがあれだけ良くなったということが信じられないでしょう？」

「そのとおりですが……」

「虐待したかしないかより、なおすことが主眼であって、それを置き去りにして争ってもしようがないです。ますます奥さんと旦那さんに振りまわされて、子供が置き去りになった争いになりますよ。ひとりの人間を救う、自分の子供を救うってことはそう生やさしいことじゃない。争っている時期じゃないんです」

「それはわかりますが……」

「ここではみな一丸になって、時間外治療もやったんです。子供さんのキズを癒すために母性的なカウンセラーをつけて、週一回くらい来ていただくという約束でしたね。それから代理母的なやさしい母親をつける。旦那さんのお母さんが結構やさしいところがあるというからいいという話にしました。傷ついた心は代理母によって手当してもらう。母性的な人とコミュニケーションを図って一緒に遊んだり、いろんなことをやるっていうことが治療方針だと説明しましたね」

「はい」

「親が真剣になったとき子供はなおりますけども、子供を利用しようなんて考えたら負けです」

「はい」

「いろんな積み重ねがあって、子供たちはあのような症状になるわけです。とつぜん恐怖症が出てくるわけじゃなく、精神的な不安定な状態が続いて、あるときストレスが加えられて〝ポン〟と発病した。だから根本からなおしていかない限り、なおらないんです。あのような恐怖症からなおるのは何年もかかりますよ」

「はい」

「ここに来て、お子さんたちは〝キャッキャ〟って騒いでいましたよね、いったいどこが悪いだろうというくらいに……。だけどそれも治療の一段階であって、それからが難しいんです。赤ちゃん返りしたら、ふつうの子供の成長と同じように一年、また一年とかかって成長するわけです。真剣に旦那さんが学ばない限り、子供たちは成長してゆきません」*2

　岡田さんはコックリとうなずいた。

「カウンセリングに毎週来てもらいたいのは、いま子供が苦しんでいるからです。仕事などの都合で、現実にはそういかない場合もあるとは思いますが、子供を第一にすることができないところに、その家庭の真の問題が潜んでいます。ぜひお子さんをすべての中心にしてください」

「わかりました」

小松医師のいう〝正しい力〟とは、「子供を中心にする」ことであった。この日の診察で小松医師の助言はこのように叱責に近いものだったが、「子供を中心にする」ことの大切さを知らしめるためであった。だが、あらゆる心療内科医がここまで患者を「叱責」するだろうか……。「否」であろう。

岡田さんが子供たちを「中心に戻す」ためにしていったことを見ていこう。

◆愛の注ぎなおしを始めよう

ある日の岡田家の朝である。母の代わりの役目をになう祖母の花江さんが来たのと入れ違いに、岡田さんは勤めに出かけた。出がけに家の中に向かって大きな声をだした。

「行ってきます！」

返事はなかったが、あとは祖母にまかせることにした。

小学校一年生のリオウさんは、ここ一週間ほど、家の中で〝哺乳ビン〟を持ち歩き、〝おしゃぶり〟を口にくわえている。どちらも岡田さんが赤ちゃん用品店で買ってきたものだ。リオウさんは花江さんにまとわりついて甘えて、ひざの上に乗った。祖母はリオウさんをニコニコして抱きかかえた。祖母の大きさではリオウさんの体全体が収まらなくてはみ出した。大きな赤ん坊をあやすようであった。

一方、ワタルさんは、たいてい自分の部屋に閉じこもっている。イヤホンを耳にはめて、じっとしている。音楽を聴いているのか、それとも外の音を遮っているのか、わからない。顔は血の気が薄く、無表情である。ワタルさんにも「赤ちゃん返り」のような傾向が出ていた。机の上にミニカーを並べてひたすら動かしたり、ずっと絵を描き続けたり、ブロックをはめたり外したりしている。

祖母が台所で昼ごはんの支度をしだすと、ワタルさんが部屋から降りてくる音がした。祖母が振り向くと、台所の入り口に立っていた。シャツ姿であるが、手を通したのはいいが、前のボタンがはめられないらしい。

「はめて」

ワタルさんがいうと、祖母はニコニコして、抱きかかえるようにしてはめてあげた。

こうして午前中が終わり、お昼になると父親の一郎さんが帰ってきた。勤め先がそばなので、戻ってきてお昼を一緒に食べるのだ。父は二人に声をかけた。

「今日は何をしてた?」

答えがあってもなくても、たずねるようにした。子供が絵を描いたといえば、

「あとで見せてね」と言った。

ワタルさんの部屋に行って絵を見せてもらった。

「すごいね」

ワタルさんがイヤホンをはめようとすると、

「なに聞いているの、お父さんにも聞かせてくれないか」といって、一緒に片方のイヤホンをはめるのであった。

「こういうの聞いているのか。おもしろいね」

居間に行くとリオウさんが絵本を読んでいた。

「何を読んでいるの？」

「ええとね、森のキッチンでね、シチューをつくる子どもがいてね、森の中を歩いていくと……」

「ふぅん、いい話だね」

子供たちと短い会話をしてから、祖母にあとを頼んでふたたび仕事に出かけた。

「赤ちゃん返り」について、小松医師はこういう。

「症状が改善に向かう過程で、『赤ちゃん返り』と呼ばれる幼児期への退行現象を起こすことがあります。三歳児に接する気持ちでかわいがってあげてください。それはたんなる幼児期への後退ではなく、それまでの成長をいったんリセットして、自分で育ちなおそうしている段階なのです。ようやく甘えられるところまで戻ってきたと考えてください」

それを知らされた祖母は、子供たちを「よし、よし」と頭をなでてやり、ひざの上に乗せてやり、抱きしめてやるのである。代理母が持っている理想的な母親像を自分の母と見立てて、それに依存することで「赤ちゃん返り」という時期に入り、幼児期に授かれなかった愛情体験を一つひとつ獲得していく。そのプロセスを母の代理として担うのが「代理母」である。

小松医師はこう説明する。

「代理母が理想の母性を持って、愛情を出して、子供と交流する。子供は代理母に依存することで、〝負の母〟という存在を小さくして、その重すぎる関係を軽くしていくわけです。ですから代理母自身が愛情を持って育てられたことが大事です。愛情を持ってない人は愛情を注げませんから」

さいわいにして祖母は優しい人柄で〝子ども好き〟であった。

共働きやシングルマザー、あるいはシングルファーザーで、日中子供の世話ができない場合はどうすればいいのだろうか。小松医師はこういう。

「まずは帰ってきたら、あるいは保育園に迎えに行ったとき、一目さんで走ってくる子を思い切り抱きしめてあげてください。『ご飯の支度をしてからね』とか『お片づけを先にしてからね』とか、子供をかまうことを後回しにしてはなりません。『お前たちがいちばん大切だよ』という気持ちで、ニコニコと抱きしめてあげてくだい。一日三〇分、そういう触れ合いの時間を持つようにしてください」

小松医師が岡田さんに授けた「子育ての七か条」は次のとおりである。

①子供の考えを理解するように努める。

2 子供の考えを否定せず、味方になる。
3 成長していない子供として接する。
4 長所を見つけてほめる。
5 あたたかい目で見守る。
6 答えを要求しない。
7 何かしてほしいときは、軽く言葉をかける。

だが、ワタルさんがくだものナイフを持ち出すような荒れる日もまだあった。もう一郎さんは力ずくで止めさせようとしなかった。それは悪いことだと叱るかわりに、じっくりと語りかけた。

「お母さんにそうされてイヤだっただろう」「あのとき、ワタルはどんな気持ちがした？」「お母さんになんて言いたかったの？」……。

こうして、子供の荒ぶった気持ちを吐き出させることに努めた。子供の気持ちをどう聞けばいいのか。小松医師はこう助言する。

「『わかった』と言ってはいけません。『お前の気持ちがわかる』と言ってはいけません。『わかった』というのは親の側の意見です。そう言われると心に問題を抱えた子は反発を感じます。親が『わかった』というとき、もうわかろうとする努力は放棄されてしまうので、子供は『自分たちはわかってもらえない』と思ってしまうのです。ですから、ひたすらわかろうとし続けることが大切です」[*3]

小松医師の言葉を理解した父は、リオウさんが「お母さんに会いたい！」という時には、正直に「いまは会えない」という理由を話すようにした。入院しているなら「入院している」といい、東京の実家にいるなら「実家に帰っている」と言った。

「お母さんに電話はできるよ。してみるかい？」

そういって携帯電話を渡すと、娘は「ううん」と首を振った。まだその時期ではないのだろう。本当に会いたくなる時を待つことにした。

母からの電子メールがくれば、「こういう内容のメールがきた」と内容を伝えて、文面を読みあげた。手紙も同じく開封して中身を見せた。離婚に関することであっても、そのこともわかりやすく伝えるようにした。

やがて子供たちは小学校に少しずつ行けるようになった。ワタルさんは学校のカウンセラーからも、一週間に一度、カウンセリングを受けだした。そこでもいろいろ話をし出した。

上手にカウンセリングをするコツはあるのだろうか。小松医師はカウンセラーの持つべき態度を次のようにまとめる。

【受容】子供の言葉をよく聞く。

【共感】子供の気持ちを理解する。

【支持】子供の支えになる。


子供の気持ちになって考え、行動すること……。これはカウンセリングの姿勢であるだけでなく、家庭で両親が持つべきものでもある。小松医師はこう語る。

「子供には愛が命、愛が力です。乳幼児にとって母親は生存を左右する絶対的な存在で、乳幼児はそれを本能的に悟っています。だから乳幼児は母親の感情を直観的にくみ取ります。母親が子供を無視をしたり、愛情を注がなかったりすれば、乳幼児は心を閉ざして育っていきます。愛情を受けることなしには、強い心の土台はできないものですから、思春期ごろから、抑圧された〝負の感情〟があふれだし、家庭内暴力や自傷など問題行動となって現れる場合があるわけです。

しかしリオウさんが『お母さんに会いたい！』というように、子供は本来的には両親の味方です。親を助けたいと思うのです。それがわかったとき、親は成長することができるのです」

◆「真の親」の笑顔をもてるとき

二〇一七年の夏になると、子供たちは〝子供らしい〟明るさを取り戻していった。小松医師は診察室で飛び跳ねる子供たちの姿を見て目を細めた。

「すごく元気になりましたね」

岡田一郎さんは笑顔で応えた。

「おかげさまで良くなってきました。いまは学校も夏休みになっているので、そのぶん気持ちが楽というのもあるでしょう」

「学校には少しずつ行きだしたんですよね」

「はい。ワタルは夕方、私と一緒に連絡帳を学校に取りに行ってくれるようになりました。転校生がいて、その子が土日や夕方、一緒に遊んでくれたりして。友だちの支えも大きいですね。姉も中学生になりましたが、中学生としてはめずらしいほど、私ともコミュニケーションができる子になってきました」

「よかったですね」

「はい。リオウは夏休み前に、自分から学校に行くといって、結局五日間行けたのですが、そのあとやっぱり疲れちゃって（笑）。どうしても心のエネルギーのコントロールがまだできない部分があるんで、そこを少しずつ支えていきながらですね。なにしろ本人たちがそういう気持ちになるまでに、待ちながら、見守りながらやってます」

「代理母になっていただいたおばちゃんがまた良かった」

岡田さんはうなずいた。

「母が代理のお母さんになってくれて、まめに愛情をかけてくれて。そこから母親らしい愛情が子供に伝わったと思います。さらに母の友人たちもお菓子を作ってくださったり、話しかけてくださったりしまして、そういうのも、すごく助かりました。あとは小松先生から言われたとおり、子供たちが言っていることを何でも否定せずに、同調してやって、また褒めてあげて。毎日毎日そういうことを修行のように続けてきまして、以前であれば、私はおろか、大人は誰も信じてもらえなかったのが、だんだん変わってきました。やっと大人を信じる気持ちが子供たちから出てきたので、明るくなってきたのだと思います」

「最初のうちは裁判だの離婚だの言われたので、いったい大丈夫だろうかと心配をしたものです」

岡田さんは頭をかいて苦笑した。

「先生のおかげでこうなりましたね。自分でもびっくりしています。最初のうちは、小松先生のところに来たときは、気負ってました。こうやらなくてはいけない、こうならなくてはいけないという思いばかりで、気ばかりあせって、子供とうまくいかなかった部分がありました。ただ私のほうもこの一年で、いろいろな人から支えられて、小松先生からもご指導いただいて、あと仕事のほうも順調にできるようになってきました。心の余裕とまではまだいかないんですけど、やっと子供たちと自然に接することができるようになりました。それで私自身にも少しずつ自信がついてきた感じがあります」

「なんといっても、お父さんの変化が大きいでしょう」

「まだ不安もあります。先日、離婚調停後の最初の面会交流があったんですが……」

妻とは離婚調停に入っていた。調停中の最初の面会交流では、三人の子のうち二人は母に会いに行くはずだった。

「中学生のお姉ちゃんは、自分の意思で『会わない』と決めました。自分で学校のカウンセラーにもそう言いました。下の二人は、はじめは『行く』って言ってたんですけど、当日に友だちから電話がかかってきて、結局友だちと遊びにゆくことになって、会いに行きませんでした。ほんとうに会いたいのであれば行くでしょうけれども」

結局、子供たちは誰も母に会いに行かなかった。下の二人は「会う」と言ってから一週間、情緒不安定だったという。会いにいかなかった「面会交流」の日が過ぎると、重しが取れたように二人とも元気になった。

何が起きたのだろうか……。小松医師はこう説明した。

「子供たちは、本当は心の底でお母さんに会いたいと思っているのでしょう。ただお父さんの気持ちを察して、〝会わない〟と決めたのでしょう。お子さんたちにはどちらの親に付くべきか、二人の親への忠誠心に葛藤がある。ですから面会交流日が過ぎると、どちらを選ぶか考える必要がなくなったので葛藤が弱まり、二人は元気になったのです[*4]」

子供は母親に会うということで動揺したのではなく、父と母の気持ちを考えて葛藤して不安定になった。どんな子供も、生来、父と母を思いやるように生まれてきている。ただ親に依存するだけではなく、依存して愛されてまた依存してをくり返して、やがて愛情を返せるまでに育っていく。それができないと、子供は親への忠誠心に葛藤を覚えて、愛情の交換ができなくなり、心のキズを深めていく。重いものを抱えて、ただ身体だけ育っていくのだ。だから母と父にどんな思い、どんな問題があろうとも、まずは「子供を中心にすべし」と小松医師は言ったのである。

岡田さんは晴ればれとした顔でいった。

「子供たちのおかげで私も変わりましたね。変わらせてもらった部分、気づかされた部分というのはかなりあります。子供を怒るってことは、ほんとはないことなんだなって、心からわかるようなりました。子供を育てるということは、子供を信じることなんですね」

子供たちが診察室で叫んだ。

「もう帰ろうよ！」

「もう終わり！」

岡田さんは「わかった、わかった」と笑って言った。その笑顔は「親の笑顔」であった。子供を中心にする親の喜びの笑顔であった。生き生きしている子供を見て喜び、成長していることを実感して喜ぶ笑顔であった……。親はそういう顔になれたとき、真の親になれるのである。

岡田さんの三人の子供たちが思春期を迎えて、あるいは成人して、再び不安定な時期がくる可能性はある。母親のいない片肺飛行の家で、甘えたい、依存したい、怒りをぶつけたいと思い悩む時がくるかもしれない。それでも一郎さんは男手ひとつで育てていくつもりだろうか。

一郎さんはこう答えた。

「頑張るつもりです。いまそれが幸せになっているので。子供たちがどういう大人になれるかも含めて、ひとり立ちさせるのが私の責任ですから……」

二人の子供たちは祖母のそれぞれの手を引っぱって、小松医院の外に出ていった。そして「お父さん、早く！」という声が聞こえた。

＊1　小松医師の恩師で、精神分析家の近藤章久氏が重視したのが「直観」である。近藤氏はニューヨークでカレン・ホーナイ氏と出会い、女史の片腕になった。彼女が最初に近藤氏に与えた大きな仕事が『禅と直観』（Intuition in Zen Buddhism）の講演である。一九五二年、アメリカ精神分析研究所で発表した論文の出だしは次の通りである。

「われわれ東洋人の概念によれば、直観は人間の心の最も深い働きのひとつである。それは真実を体感する方法であって論理や理論によるものではない。難しいと思うが、人格が統一され『一心』になった時に直観が働く」（『〈こころ〉の軌跡』、春秋社、二〇〇四、一頁より）

近藤氏がニューヨークでホーナイ氏について学んでいたころ、仏教学者の鈴木大拙（すずきだいせつ）（一八七〇～一九六六）氏と知り合い、「禅」についてよく議論をした。コロンビア大学で禅について教えていた大拙氏も英語が達者で、日本語ではあいまいなところがあるといって、二人はわざわざ英語で論争したともいう。

＊2　子供を遊ばせて心の状態を良くする「遊戯療法（Play Therapy）はフロイトの娘である精神分析家のアンナ・フロイト（Anna Freud 一八九五～一九八二）らが開発した療法である。精神分析家の木田恵子氏は、この療法について著書『添うこころ』（太陽出版、一九九二、八三～八四頁）で触れている。一文を引用しよう。
「プレイ・セラピー（遊戯療法）のはじまったころ、古澤先生は、『子供と一緒にあらゆることをすると、子供は喜んで自分を放出する。ここで子供の精神は成長して、この段階のエネルギーは次の方向に向けられるのです』。非行少年などと一緒に遊ぶことで非行がつまらなくなって、そのエネルギーが別のものに変わっていく。エネルギーが内向的になると自殺になるので放出させることが重要だという」

小松医師の遊び場診察室でもこれと同じことが行なわれている。

＊3　一〇代の女性に多い自傷行為に「リストカット」がある。手首をカッターナイフ等で傷つけるもので、自殺するような深いキズを負うことはまれだが、習慣になる傾向もある。リストカットをする人の心理にはさまざまな動機が隠されているが、基本的には、母親など周囲の人たちの注目を集めよう、自分に振り向かせようとして行なうと考えられている。小松医師は自身の経験からこう語る。
「診察時にキズをした手首を見せてごらんといって、包帯を取ったりするとしますね。それは自分の心のキズを他人にさらすことになり、よけいに心を閉ざしてしまいます。再診には来なかったり、

本当に自殺につながることさえあります。安易にわかろうとしてはなりません」

＊4　離婚に際しては夫婦の「離婚」にまつわる金銭問題や親権などがクローズアップされ、子供たちの心理がなおざりにされることがある。そこで離婚後または離婚調停中の面会交流において、子供たちの心が見えてくる。たとえば両親が二人とも近くにいる裁判所内で面会交流を行なうと、片方の親に遠慮して、子供が「やっぱり会わない」といって、面会交流に来た親は別室のモニターから子の姿を見るだけで帰ったという。そこで片方の親がいない裁判所外で会うと、面会してはしゃぎまわった。離婚において子供たちは両親の激しい対立のはざまで、複雑な思いをいだく。片方の親についていくと片方から拒否される、あるいは愛情を受けられなくなるなどと悩むのが「忠誠葛藤」である。どちらかを選べない子供は「お父さんも、お母さんも嫌い！」というしかないのである。（『ケース研究三〇六号』、家庭事件研究会、二〇一一年二月発行の「面会交流」を参考）

第6話

お母さん、変わってください

——エリコさんの症例から

◆この症例のテーマは「家族が変わること」である。父と母で切り盛りする自営業の家に四人兄弟の三番目で長女に生まれた「エリコさん」は、幼少から家事を手伝い、妹の世話を焼いてきた。三〇代になって心身に不調を覚えたとき、母親の愛情が乏しく育てられたことを知り、母と一緒にカウンセリングを受けながら、気持ちを日記に吐き出していった。治療に五年をかけて落ち着いたはずだったが……。

◆主な登場人物
エリコさん（パニック障害と診断された女性。発症は三〇代、執筆時四〇代）
エリコさんの母、砂田なみえ
エリコさんの二人の兄、妹

◆「おかしいのはお前たちだ！」

宮城県の海辺の町に、食料品や日用品を販売する×商店があった。川の河口に近く、市場や商店が多い低地に構えていた。店売りだけでなく配達もしてくれるので、近くの住民も商店も重宝していた。店主もその妻も働き者で、朝から晩まで働きづめであった。店番は妻、仕入れや配達は店主である夫と役割分担はしていたが、必ずしもそうはいかなかった。夜の七時に電話がなった。

「あのう×××だけど、プロパンガスが切れちゃってね」

プロパンガスを設置するお客さんからの電話である。昔はプロパンガスにメーターがなく、ガス切れはとつぜん起きた。それも不思議なもので、たいてい夕飯時になくなるのである。夫は車を出してプロパンガスを配達した。見かねた妻は自分も運転免許をとって配達しだした。

「×××さんのガス、配達行った？」

「まだ！」

「待っているわよ」

「わかってるよ！」

どなり合いのような夫婦の会話が、×商店の住居部分にも聞こえてきた。商店の夫婦の四人の子供たちは、「またご飯が遅れる」とため息をついて、空かせたおなかを畳に押し付けてイモムシのようにゴロゴロするのであった。一家は長兄、その下に病弱な次兄がいる。三番目が長女の「エリコ」さんで、四番目に末っ子の妹である。次兄の具合が悪くなると、父の実家に長兄とその下の娘二人は一緒にあずけられた。

長兄が生まれた時も忙しかったというが、エリコさんが幼少の頃までずっと忙しかったようである。母のなみえさんは、忙しくてエリコさんに満足にミルクさえあげられない日もあった。そこで哺乳ビンにミルクを入れて、座卓の角に倒れないように固定した。乳児のエリコさんは哺乳ビンに口を寄せて、自分でミルクを吸った。

エリコさんは「母はどの子もかまうヒマがなかった」と回想したが、「かまい方」に濃淡があるのは痛いほど知っていた。

それを象徴するのが「三つ編みの思い出」である。エリコさんが語った。

「私が小学校三年の頃です。妹は朝学校に行く前に髪を〝三つ編み〟にしてもらっていました。私も髪を結んでもらいたくて、お母さんに『あたしも結んで』と玄関先で頼んだことがありました。そうしたら母はこう言ったのです。『あんたは似合わない』って。たしかに三つ編みにするほど髪は長くなかった。でも妹は、髪をなでられクシで梳かされて、母にたくさん触れてもらって手をかけてもらっているのに、私はほっとかれました。それなのに私は、母から妹の面倒を『ちゃんとみなさい』と言い付けられました」

思い出の中にいる自分は、母から見捨てられた子だった。記憶にある母の言葉は「家の手伝いをして」「妹のめんどうをみなさい」「エリコは我慢しなさい」といった命令や指示、忍耐ばかりである。なぜ私が大変で、妹は楽ができるのかと疑問があったが、それでもエリコさんは一生懸命に家の手伝いをし、妹の面倒をみた。兄弟ゲンカもせずに、ひたすら仲裁役を買って出た。なぜなら「エリコはそうしなさい」と母に命じられたからであった。

エリコさんは我慢をして家の手伝いと妹の世話をやり遂げていったが、長兄にも心の負担があったのであろう。最初に心の病を発症したのは〝長兄〟であった。高校生の兄が、朝起きてこなくなった。エリコさんが心配して聞いた。

「どうかしたの？」

「夜、眠れないんだ。だから朝も起きれない」

「でも学校あるよ」

「学校もイヤだ」

「イヤって何が？」

「教室が暗くて、イヤなんだ」

高校はなんとか卒業したが、就職してすぐに休日にサッカーをして足を骨折してしまった。そのせいでしばらく欠勤することになった。まじめな性格の長兄は、会社に迷惑をかけてしまったと悩んだ。

骨折の具合も癒えて、ふたたび通勤しだしたころ、エリコさんは長兄の友人と会った。友人が言いにくそうに切り出した。

「お兄さん、おかしいよ」

「エッ？　どこが？」

「病院に連れていったほうがいいよ」

指摘されてから兄をみると、たしかに不安定なところがあった。表情も暗く、感情表現が乏しかった。心の病気なのだろうか。ところが「病院に行こう」と兄にいうと拒絶され、しまいには暴れだした。家族はなんとかしようと悩んだ。「クスリなんてのまない」というので、精神を安定させる薬をご飯にかけて食べさせることまでした。

だが手を焼けば焼くほど、長兄は抵抗した。そしてこう言った。

「おかしいのはお前たちだ！　お前たちが医者に行け！」

その言葉を後年思い出したエリコさんは、「兄は正しかった」と思った。

◆おかしいのは私のほうだ！

それから十数年後の二〇一〇年。三〇代半ばになったエリコさんはここ数カ月、からだにつらい症状を感じていた。胸がドキドキして頻脈になり、胸や喉が痛み、汗が止まらないことがあった。ところが、病院に行って血液検査や心電図検査を受けても、異常が見つからなかった。

「ふだんの仕事はできても、予定外のことが起きるとパニックになってしまって」

パニックは一〇～二〇分で終わるが、いつ起こるかわからない不安があった。とつぜんパニックのスイッチが入るのが怖くて、仕事に集中ができなくなる。仕事は病院勤めの看護師である。夜勤シフトの疲れのせいなのか、不眠症にもなった。やがて〝理由なき不安〟にかられることが日常的になった。

そういえば就職後、初めて一人暮らしをした時も今と似たことがあった。あの時も眠れない日々があり、朝起きれず、無断欠勤をしてしまった。

「さみしがりやなので、だれかがそばにいてくれないと不安になる」

そんな秋のある日、エリコさんは仙台の本屋に立ち寄り、心の病気を扱う本を手にした。それは自分のためではなく、長兄のためだった。社会人になりたてで、「統合失調症」と診断されて働けなくなった兄の症状のことを知りたくて、手にした本にはこうあった。

「心の病気には内因性と心因性があります。内因性の病気には代表的なものとして統合失調症、てんかん、そしてある種のうつ病（大うつ）など、ふつう精神病と呼ばれるものです。心因性の病気に分類されているのは、拒食・過食、パニック症状、不登校、ひきこもり、脅迫神経症、不安障害などです。心因性とされる精神疾患の症状のほとんどは、抑圧（無意識の領域に押しこまれて意識上に昇ってこないこと、意識的に行われる「抑制」とは違う）された幼少時の心のキズに原因があります。そのほとんどすべては、幼少期の母親の愛情不足、または愛情のかたより、あるいは母親の不在によって引き起こされています」

　これを読んで思わず叫んだ。

「おかしいのは私のほうだ！」

　本は小松医師の前著『心の病の診察室』であった。意識にのぼらない幼少期の心のキズ、それは母の愛情不足や兄弟姉妹への「愛情の偏りからきている」とあった。まったくかまわれなく育てられたことが心のキズになる、その症状の「原因は母親にある」と簡潔に指摘されていた。本を読むとすぐに小松医院に診察の予約を入れた。

　心待ちにした初診日に小松医院に出かけて、まずカウンセラーに思いのままを語った。カウンセラーはうなずき、「そうでしたか」と言葉をはさみながら、静かに聞いてくれた。そのあとで小松医師が現れて、穏やかに言った。

「どうされましたか」

　医師はうなずきながら、こうしてください、ああしてくださいという指示はなく、ただ聞いてくれた。

「私は、最初から原因はお母さんだと知っていたんです。本に書いてあるとおり、小さい頃から不調になる原因が積み上げられて、兄も私もこうなってしまったと思い当たりました」

　こうして月に二回、五年間合計一〇〇回を越える通院治療が始まった。だが、すぐに中断された。二〇一一年三月一一日、東日本大震災があったからだ。

◇お母さんに育て直してもらいましょう

東日本大震災の大津波は、エリコさんの家族の店のある海辺の町をすっぽりと覆い、あらゆる建物やクルマを押し流していった。川は海水で逆流して、河川流域一帯は湾のようになった。震災当日、勤め先の病院にいたエリコさんは、「生き残ったのは自分だけだろうか」と絶望した。だが、幸いにも家族は生存していた。ひとりをのぞいて……

父は地震後、近所のお客さんや高齢者などの家を見まわったせいで、逃げ遅れて行方不明になった。ほかの家族は体育館に避難し、その後、仮設住宅に移った。エリコさんは家族のために仕事も休み、三時間も四時間も配給に並んだこともあった。その合間には父を探した。

震災から一カ月半ほどして父の死が確認された。二カ月を過ぎた頃から、エリコさんは胸や背中の痛み、喉のつかえ感に悩まされだした。心因性だとわかってはいたが、小松医院へは余震が怖くて行けなかった。服薬で不安感をおさめて、七月になってから、数カ月ぶりに診察を受けた。

その日、エリコさんが涙を流しながら小松医師に語ったのは、「家族の数」のことだった。

「震災報道で取材を受けた母が『家族は五人です』と答えていました。父は亡くなっていたから、母、長兄、次兄、そのお嫁さん、そして妹で五名。私は入っていない。私を入れるなら六人、父も入れたなら七人です。それを母は『五人』といった。母は『そんなこといったかな』といっていましたが、報道のほうで変えたとでもいうのでしょうか。母は私のことなんて思い出さなかったのです。母の中に私は存在していないのです。ほんとうにせつなくて悲しかった」

小松医師はエリコさんの事情を次のように考えた。

「次兄が病弱で、病気になると長兄は実家にあずけられました。次兄は家で両親の看護を受け、長兄は親に無視されたという感情をつのらせたのでしょう。しかし、長兄は『兄として、弱い弟をかばわなくてはならない』という責任感もありましたので、歪みを持ったまま育ったわけです。愛情に満たされない孤独な自己を隠し、その歪みが過度に自分を責める罪悪感につながったと考えられます。

幼児期、とりわけ三歳までに母親から十分な愛情を受けないと『基礎のしっかりしていないところに家を建てる』のと同じように、土台がない人間に育つことになります。エリコさんの場合、兄の病気が自分の思春期に重なりました。『しっかりしなくちゃ』と思って、また自分を抑えてしまった。土台を作る機会がないまま、そしてそれを吐き出す思春期もないままに三〇代になって心を崩してしまいました。

一方、親の愛を受けて育った次兄と末娘は、長兄や姉が愛情不足だとは思いもよりません。

満足している人に不満足な人の心はわかりようがないのです。当事者である母や父ももちろんわかりません。つまり、家族の心をわからない家族が、家族の中の弱い人の世話を焼こうとしたのです。そのことを長兄は本能的にわかっていたので、『おかしいのはお前たちだ！』と言ったのです。エリコさんも長兄と同じく、自分の心の不調の原因が〝家族にある〟ことに気づいたのですが、なかなか本音を出すことができませんでした。出し切らなければなりません」

そこで、次の三つの治療方針を定めた。

第一、母にも一緒にカウンセリングを受けてもらう。
第二、エリコさんが記憶していないことを母から引き出す。
第三、エリコさんと母のコミュニケーションをうながす。

「もう一度、小さい頃に帰って、お母さんに育て直してもらいましょう」

小松医師はエリコさんに自分の気持ちを正直に書いてお母さんに読んでもらうことを勧めた。

◇育て直しの〝険しい坂道〟をのぼる日々

エリコさんは日記を綴りだした。書き終えると「置き手紙」のようにテーブルの上においた。

だがノートは開かれた形跡がなかった。

「読みましたか?」と聞くと、母は言った。

「そんなの見たくねえ」

「そうはいかない、母と話せるようになるために必要なことだから」と、今度はチラシの裏になぐり書きをした。さほど広くない仮設住宅の中で、娘はノートやチラシに気持ちを綴り、母へ向かってぶつけていった。

日付入りの文はエリコさんのノートの当時の記述である。

二〇一一年七月××日
仮設住宅は狭くて、一人になる場所も時間もない。でも、いざ一人になるとさみしい。母から「今日は何時に仕事に出かけるの」と聞かれると、私がいると気まずいから早く出かけろと思っているんだな、と思う。私は被害妄想だろうか。私が話せない状況を察して、母も妹も黙っている。私がとなりの部屋に行くと二人は話し出す。モコ(ペットのプードル)も母が出かけると私と遊びもせず、じっと玄関先で母の帰りを待っている。
自閉。家では完全に自分の殻に閉じこもっている。そうするしかない。
疲れた。

二〇一一年八月××日

母は結局、私とどう接していいかわからないのだろう。仮設住宅の集いがあり、母は「一緒にいくか」と声をかけてきた。私は準備をして行こうとすると、「あたし一人でいくから留守番してて」といわれた。そうか、私はいなくなればいいんだ。私は甘えたことがない。自分を抑えつけることしか教わってこなかった。ほんとは母と暮らして、母に育て直ししてもらいたい。母の愛情が欲しい。けれどこの母じゃ無理だと思う。一瞬、死にたいという思いがよぎった。

二〇一一年八月××日

妹は私にこう言った。

「話してくれないとわからない」

私はこう答えた。

「家族って、うれしい、楽しいは言葉なしに共にできても、悲しい、苦しいという気持ちはわかり合えない。震災以来、私はがんばってきたつもりだけど、だれもわかってくれない。私は家族ではないんだね。この家では父親が亡くなっても我慢しなきゃならないんだね」

そういうと、妹も母も泣いた。

母は、「ごめん、あたしが悪いんだ。お父さんがいなくなったって実感がわかないんだ」といって泣いた。母は私たちの前で初めて泣いた。ようやく泣いてくれた。これで少し心の扉を開いたと思った。

エリコさんは絶望感にとらわれながらも、月に二度、母と一緒の「電車の旅」を始めた。小松医院で母子でカウンセリングを受けるためである。

仙台から山形の羽前千歳まで、仙山線で片道一時間少しかかる。立つ人がまばらな空いた車両の中から見える車窓には、いつの季節も自然があふれている。春には桜が咲き、初夏に藤がしなだれ、夏には蝉しぐれが聞こえ、秋には紅葉を分け入り、冬は一面が白くなる。仙山線は高低差が大きいことも特徴である。仙台からスキー場のある面白山高原駅に向かって四〇〇メートル以上登っていく。そしてそこから一気に下ってゆく。感情が高揚し、高みに到達して、一気にわかり合えて下る……。ドラマならそういくのだろうが、実際はそうならかった。

エリコさんのノートを読みながらみていこう。

二〇一一年八月××日

小松医院で母と共にカウンセリング。母は診察室から目を赤くして出てきたように見えたが、何もいわなかった。家に着いたら先生とどんな話をしたか聞いてみようと思ったが、私から聞かなくても、「こんなことを話した」「そうだったのか」と母から私にいうべきじゃないかと思い直した。
帰宅しても母は何も話してくれなかった。
マイスリー（睡眠導入剤）をのむと寝つきはいいが、熟睡感はない。ウトウトしながら家のこと、仕事のことをずっと考えている。

二〇一一年八月××日
私は家で起こしてもらえない。いい歳して何を甘えているんだとも思うけど。
上の兄が来たとき、私を起こそうとした兄に向かって、母は「疲れているんだから寝かせておけ」といった。兄は「それじゃ昔の子供の頃といっしょだな」といった。子供を寝かせておけ、起きてくるとうるさくてうっとおしい、寝ている子を起こすな、と私たちは言われたものだ。
その翌日のことだ。目覚まし時計が鳴った。半ば目をさましていると、今度は母は「ご飯だよ」と起こしてくれた。一瞬、すごくうれしかった。でもかなり小さい声で、扉をほんの一センチか二センチ開けて、その隙間からの声だった。隙間は私が寝ているか起きているか確認するためだけのものだ。「エリコ、起きなさい」と近くに来て起こしてもらえないんだな。

二〇一一年八月××日

母に手紙を書いた。

七時に起こしていただきたいのですが。

仕事が忙しいのはわかりますが、起こしていただけませんか。休みの日でも朝ごはんを食べたいので、食べさせていただけませんか。

わざとこういう手紙を書くのは、あなたにとって私は他人ですよね、かわいい子供ではないですよね、厄介者だからできるだけ寝かせておいて、起こしたくないですよね、ごはんを一緒に食べなくても自分一人のほうが落ち着きますよね、ということを私は母に伝えている。

二〇一一年九月××日
私は、今までできなかった母への抵抗?、反抗? を必死にしている。私の人生初だろう。だからこれを途中でやめると、今までのように我慢して、自分をおし殺して母に合わせていったら、精神的に三歳の子供のまま大人になれずに年を重ねていくだろう。母が死んでしまうとき、私は親離れできていないから(思う存分甘えられなかったから、愛されなかったから)、一人になったら悲しさに押しつぶされ、生きていけないだろう。私に将来子供ができたら、母が私に接したように育てるだろう。これからの私と母の人生のために、今はつらいけれど、少しでも母にわかってほしい。

エリコさんが日記を書き連ねていく間、大地も心も大きく揺れた二〇一一年は夏から秋に移ろっていった。仙山線の車窓をうめた濃い緑色の草原は、色が褪せて黄みがかっていった。電車の中で母と娘はポツリ、ポツリと会話をする。その内容はテレビドラマの話題や、今日の献立やペットのことなど、他愛のないものだった。少し話しているうちに、二人とも体を前に傾けて寝込んでしまうのだった。

二〇一一年九月××日
モコのしつけができていない。なでると私を二度も三度も噛んだ。呼ぶとうなり声をあげて噛みついてきた。それでもブラッシングの手入れはしたが、歯磨きをしてあげようと口に触ろうとしたとき、「怖い」と恐怖心が自分にあることに気づいた。それ以来、ブラッシングもできない。どうやって注意するか、どうやってほめてやるか、悩んだ。

あまり注意されたり怒られたりしなかった私。

愛されていない、かわいがられていない私。

そして今、私が愛犬に対して恐怖心を抱いているように、母も私に恐怖心を抱いているのではないだろうか。

二〇一一年九月××日

朝七時過ぎ、母は一人でごはんを食べ、七時半に私にささやくように「モコにご飯をあげてね」というと、仕事に出かけた。一緒に食べるもなければ、ご飯があるよもない。

この日のお昼に美容室を終えて帰ってくると、次兄がやってきて昼ごはんを作り出した。私は母と次兄と三人でご飯を食べるのは気づまりだった。二人はふつうに会話している。髪型を変えても何も触れてくれない。次兄は気まずいのか食べたらすぐに仕事に出ていった。母は私に言った。

「早く食べておしまい」

私は悲しくて、悲しくて、悲しくて……、母の前だったが涙がこぼれてきた。

二〇一一年九月××日
夜九時過ぎに仕事から帰宅すると、次兄と母が玄関先で話していた。次兄は「おかえり」といったが、母は何もいわなかった。私がモコの世話をすると母は声をかけられずウロウロしていた。すると長兄から電話がかかってきた。母が電話に出て話している。「みな、あんたのことを考えている」などと話していたが、「洗い物さある」といって、ご飯を食べている私に無言で携帯を渡した。
兄は小さい頃、悲しくて淋しい思いをしていたから、やさしく接してあげたいと思っているので、私はご飯を中断して、話を聞いてあげた。いろいろなことを三〇分も聞いた。洗い物を終えた母はとなりでただ座っていた。なんで仕事でくたくたに疲れて帰ってきた私が我慢して長兄の話を三〇分も聞かなくてはならないんだ。あなたは長兄にも私にも母親らしいやさしい言葉をかけることなく、いつも仕事優先、面倒な子の世話はおとなしい長女にまかせてきたんだよ。

今もそれは変わらないじゃないか。

私は頭にきて、母に「ただ座って何やってんの……」と言ってやった。母はお風呂に入りにいった。私は涙が止まらなくなった。なんで親に代わって兄の話を聞かなければならないのだろうか。こんな親ならいなくていいわ。

家を出て一人暮らしをしてもいいけれど、きっと孤独感、不安、焦りの感情にとらわれて不眠を悪化させるだろう。好きな人を見つけたところで、愛されていない私はうまく人と付き合えないだろう。

秋になってお彼岸の墓参りに行くことになった。結婚している妹からエリコさんにメールが届いて、墓参りをする日程を知らせてきた。その日は夜勤なので「午前中なら余裕がある」とメールを返した。ところがエリコさんが午前中に起きて待っていると、妹夫婦がやってきてこう言った。

「じゃ、留守番お願いね」

妹夫婦は母と墓参りに出かけていった。エリコさんのノートに綴った嘆きが自意識過剰ではないことがわかるエピソードである。

だがそれは単なる無視や意地悪だったとは思えない。母がエリコさんに声をかけづらいように、妹もかけづらかったのではないだろうか。

二〇一一年一〇月××日

妹が泊まりに来ていた。妹はテレビっ子で、今夜もドラマを観ていた。私がお風呂から出て脱衣場にいると、テレビの音声が聞こえた。母親が子を虐待する激しい泣き声であった。泣き声は途切れては続いて、髪を乾かしていた私はつらくなって「違う番組にして」と言った。だが妹はドラマに感情移入して泣いていた。チャンネルを変えると、プイッとして別の部屋に行った。

ドラマの子供は「泣けるだけまし」だと思った。こっちは泣きたくても泣けなかったんだ。

二〇一一年一〇月××日

翌日の夜、妹に昨夜のテレビのチャンネル変更を謝ろうと文を書いて、携帯メールの送信ボタンを押そうとすると、妹からメールが先に届いた。「昨日のこと、ごめんね」と書いてきたのかと思えば、自分の悩みやストレスをずらずらと書いてきたのだ。

小さい頃から、私は妹にとって代理の母であった。まだそれが続いている。でもいま、私は人の話を聞いている場合じゃない。私に対する配慮はないのか。妹にメールを返した。
「私はあなたの悩みを聞いている余裕がありません。あなたが好きな人と結婚したいと泣きつくから、私は苦労して働いて貯めたお金で支援もした。それで幸せではなくストレスがたまるといわれても私は困る。自分の幸せは自分で、夫婦で切り開いてください。相談に乗れず申し訳ないけれど、今の私は自分のことで精一杯です」

二〇一一年一〇月××日
兄、妹、母の三人がお昼ご飯を食べ始める。私は夜勤残業で朝に帰宅して寝ていた。だれも「ご飯だよ」とか「一緒に食べよ」という家族はいない。一時間ほど待ってみる。母は私の寝室に二度三度出入りをするが声かけはない。妹の「おねえは？」という声は聞こえたが、母は返答なし。寝かせておきたい、邪魔だから、狭いから、私が疲れているから。一時間以上たって、トイレに行きたくて起きていく。妹が「おはよう」というが、そのとき私は涙があふれていた。悲しかった。顔だけ洗って着替えて出かけようとする。ここには居られない。すると母が「ご飯は」と言った。涙が止まらない。
「なんでまず起こしてくれないの！」
そう言い捨てて、私は家を飛び出した。クルマを海のほうに向かって走らせた。出かけたあと妹からメールが来た。
妹●『どこにいる？　ごめんごめん』
私●『私は死なないし、事件とか事故も起こさないから気にしないで。人生や幸せ、家族ってどういうものなのか考えていきたいから、カウンセリング受けるし、生きます。謝ってほしいわけじゃないから謝らないでいいよ。気持ちが落ち着いたら帰る』
妹●『私たち家族がお姉のことをこんなにも苦しめ、つらい思いをさせてしまったんだね。ごめんね。いなくなってほしいなんて誰も思っていないよ。最近、お姉と話したかったけど話せなかった。ごめん』

娘と母、その他の家族との理解はなかなか深まらなかった。季節は冬に向かって移ろい、仙山線の車窓に広がる高原も山も、銀世界になっていった。エリコさんは向かい合わせの席で眠りこける母を横目に、雪景色をじっと眺めながら、自分も冷たく深いところに閉ざされるような気がしていた。

◆「仕方ないんです」というひと言から……

母のなみえさんは、娘のエリコさんと話しにくいという。理由を聞いても、母は「なぜだろう」と首をひねる。

「なぜか（エリコとは）話しづらいんですね、なんだか。私もあんまりしゃべらないほうなんですけどね、ほかの子供たちはそっちからしゃべってくるんですね、世間話でもなんでも。そして話が続くんですよ。ところがエリコの場合は、なんていうのかなあ……、仕事とうち（家）しか話す場がないせいかね、だからあんまり世間話っていうのがないんですよ。話してこなかった」

母の話によれば、話が続かないのは話すことがないからではなく、「話しかけてこなかったから話が続かない」という。エリコさん以外は母に気軽に話しかけてくるが、エリコさんは話しかけてこなかった。

小松医師はその点をこう解釈した。

「お母さんと子供さんのコミュニケーションができなかった理由としては、お母さんの幼少期に問題があったということです。お母さん自身が自分の母親とコミュニケーションを取ってこなかったから、自分の子供にも愛情をもって語り合うことができないのでしょう」

なみえさんの生い立ちにも似た事情があった。なみえさんは農家に生まれ、男三人、女一人の四人兄弟の末っ子であった。なみえさんは子供時代を回想した。

「あたし、母親が四二歳の時の子なんです。だから親も年とってるからね。一番上の兄とは二〇歳まではゆかないけれど、そのくらい離れていた。だから兄夫婦たちに面倒見てもらっていた感じなんです」

父親と母親は農作業に追われていた。兄夫婦に面倒をみてもらったが、兄にも子供がいた。兄よりもその姪っ子のほうが年が近いこともあり、小学校に上がる頃には姪の面倒をよくみていたという。

「昔は農閑期になると、となり近所の農家と総出で温泉に湯治に行ってたんです。それも一〇日ぐらいは行ってました。でもあたしは小さかったから、兄夫婦のところに置いていかれたの。だからひとりぼっちだったな」

小松医師が母・なみえさんの生い立ちにコメントをした。

「年齢が離れているので、親とも兄妹ともあまりコミュニケーションをつけることができない環境で育ったわけです。そういう環境で育っても、いろんな体験を通じてあとで感覚を磨ける人もいますけれど、そういう人はなかなか多くはありません。親が子供さんとのコミュニケーションを遮ることによって、子供さんがキズついてしまうわけです」

母のなみえさんもまた、その母に育てられなかった孤独な子だった。それが当たり前だったから、自分の子供に同じことをしていた。

成長したなみえさんが嫁いだ先もまた忙しかった。夫は家族を養うために身を粉にして働く人であった。その妻として必死で働くのは当たり前のことであった。子供への関心、無関心に濃淡があるのは、なみえさん自身がそれを味わってきたからであった。

エリコさんはその無関心にさらされた。

「奇数と偶数で違いました」

兄弟姉妹を「一番と三番、二番と四番」という表現をする。二番目の次兄と四番目の末娘はかわいがられたが、一番目の長兄と三番目の長女、つまりエリコさんはかわいがられなかった。一番と三番は甘えることを我慢、泣くことも我慢、ただ静かにしていた。一番目は店がいちばん忙しくてかまってもらえず、二番目は病弱だったので目をかけられ、三番目は女の子だったので家事を任せられ、四番目は親の苦労も兄弟の忍耐も知らずに育った。子育ての〝負の連鎖〟が生まれる土壌があったのである。[*1]

子育ての因果は無意識に受け継がれていく。そのことに母子が共に気づくことが治療の一歩と、小松医師は説明する。

「乳幼児期に自分が満たされてこなかった、母の愛情が足りなかったことに気づくと、それを埋め合わせようという心理が芽生えて、赤ちゃん返り、すなわち退行現象が始まります。これはよいサインです。乳幼児のように甘えさせることです。してもらいたいことをしてあげて、しっかりと甘えさせてあげる。そのさい『どれくらい甘えさせればよいのか』と母親からよく質問をいただきます。それは子供の実年齢ではなく、子供の精神年齢に応じて対応することです。書けるなら書いてもらって読む。おんぶしてほしいと言われたら、おんぶしてあげてください。子どもが要求したことに全面的にニコニコ笑顔で聞いてあげることが大切です。その後に、離れてしまった母親と自分を重ね合わせる段階がきます。母はこうだった、でも自分はこう思っていた、じつは母もこう思っていたと、だんだんとわかっていくことができればいいのです[*2]」

震災から一年がたち、二年とたって人びとから災害の記憶が薄れていく一方、月に二回のカウンセリングによって、エリコさんの幼少期から成人期の掘り起こされた記憶は増えていった。記憶のカケラはカタマリになり、のしかかってきた。記憶のカタマリは嘆きや怒りで着彩されていった。

そんな中で少しずつ、春の日差しのような日もあった。以下はそんなある日の日記である。

二〇一×年×月××日
私は今日のカウンセリングの途中まで、母に対して怒りがあった。愛情が足りなかった、無視され差別され、我慢の連続で甘えることなんてできなかった、父のことを思い出しても、怒られるんじゃないかとビクビクばかりしてた、と先生に話した。
でも小松先生が「お母さんはたいへん苦労されて、今は気持ちのすれ違いがあるかもしれないけれど、悪気はないし、一生懸命に努力していますよ」といわれた。苦労したことはわかっている。でも自分の苦労を私に押し付けてきたと思った。

そのとき、先生がさらに言った。

「仕方ないんです」

その瞬間、「あ、仕方ないのか」と思えた。〝あきらめ〟ではなく、「受け入れるしかないんだな」と思ったら、怒りがスッと薄れて、「許せる」ような気がしてきた。「あれだけ一生懸命やってきたんだから仕方ないのかな」と思えてきた。

先生は母に向かって、家族のすべての者がするべきことを言った。

「お母さんの考えは脇に置いておいて、エリコさんの要求に応えてあげてください。守ってください。やってみてください」

◆小松医院を卒業したものの……

仙山線の車窓の四季が三回、四回とくり返されて、治療開始から五年目の春である。山あいに紫色の花びらがしなだれていた。

「お母さん、藤が咲いている」

エリコさんがいうと、まどろんでいた母は目をしばたたせた。

「どこ?」

「もう過ぎちゃった」

野山に咲く藤の花が枯れるころ、小松医師はそろそろ「卒業ですね」と言った。

「幼少からの自分を抑え込んだ期間の長さから、一〇年以上の治療期間がかかると考えておりましたが、想定以上に早く良くなりました」

なぐり書きのチラシは取っておいてあるのだろうか。

「とっておいてあります。でも内容は忘れた」

「いつもそんなだから」

そういってエリコさんは笑った。小松医師が聞いた。

「いま振り返ると、打ち解けたっていうのはいつ頃でしたか?」

エリコさんがまず答えた。

「うーん……、なんていうんでしょう。そういう言葉はあったかな。ちょっとはあったかもしれないけれど、改めてという感じではなかった気はします。患者の家族会でも『ハグする』という話しはよく出るんですが、私の場合は、当たり前の言葉が口に出せるようになったことで、よかったかな。わかってもらえたなあ、と実感できてからは、それまではかわいがってもらえなかったとか、淋しかったとか、許せないという感情が溶けてゆくというか、自然と消えてきました」

母もこう言い添えた。

「あたしもこう、自然と、なんだか悪かったな、だからこうなったんだなって思えるようになった」

エリコさんも言った。

「〝なおる〟というよりも〝落ち着いてきた〟って感じですね」

五年以上を要した通院は、二〇一六年春に終えた。

加えてエリコさんは小松医院を卒業する少し前に結婚していた。夫は理解がある人で、よく彼女の話を聞いてくれた。素直に語れるのでたくさん泣くこともできた。「これならよくなる」と思えた。


治療におけるエリコさんの心の変化を三段階に分けると、第一期は親に甘えられずに強いられた我慢をした「自分」の発見、第二期は母への「強迫的依存性」の発見、第三期は家族に自分の存在を認めてもらおうとする「要求」の発見である。言葉を追っていけば、第一期は小松医師の本に出会った時であり、第二期は母に向かって書き連ねた文句、カウンセリングと電車に揺られて心を通わせようとした長き葛藤である。

これで終わるはずであった……。

ところがこの一年後、「ぶり返し」が出てきた。

◆ぶり返しがきても、前よりは悪くならない
「ここにばあさんを連れてこい！」

小松医院の卒業から約一年後、エリコさんは母に向かって怒りを込めてこう言った。

〝ばあさん〟とは母・なみえさんの母親、エリコさんの祖母である。祖母が母をかまわないで育てたから、母も子をかまわない人になった、悪いのは祖母だから、祖母からなおせという。もちろん祖母は何十年も前に亡くなっている。母に変わってほしい、ちっとも変わってないじゃないか、それは祖母から連綿と続いているんだ、という彼女の切実な思いがそう叫ばせたのだ。

不調がぶり返してきたのは、妹のひと言がきっかけになったという。

「自分の中では、がんばんなきゃ、がんばんなきゃっていう人がいたんですけど、もうギリギリだったんでしょう。溜めちゃっていたんでしょう。そんな時に妹のひと言が引き金になりました」

姉の結婚より少し前に結婚して家を出ていた妹が、事情があってしばらく母と姉のいる家に滞在していた。その時に言われたあるひと言が、ぶり返しにつながっていった。その言葉をエリコさんはあえて語ろうとしないが、姉の心を慮《おもんぱか》ることのない言葉であっただろう。ひたすら黙って家事をして、妹の世話をして、決して甘えることもなく、おさげが「似合わない」といわれても我慢をしてきたあの日々を思い出させるようなひと言だったのだろう。あるいは「お姉ちゃんはいつもそうやって自分を責めてる」「もう大丈夫なんでしょう?」というような、エリコさんの気持ちを逆なでするようなひと言とだったのだろう。

エリコさんにとって、妹もまた自分を〝疎外する〟家族の一人だった。エリコさんは再び日記に気持ちをぶつけていった。

二〇一七年××月××日
毎日、毎日、話したいと思っているけれど、家に帰ると話せなくなる。涙が言葉を押し流してしまう。毎日、毎日、話しかけてもらっても、ひと言かふた言で途切れてしまう。私はそんなに家族から離れているのだろうか。

以前にカウンセリングでも伝えた話。

妹が小学校一年くらいの時のことだ。夜ごはんで私が母に「今日学校でね……」と話し出した。そのとき妹は「今日学校でね……」と私の口マネをして割り込んできた。妹は自分の方が姉よりかわいがられているのを意識して、母を横取りできると思っている。しかも、そのとおり母は「いま、お姉ちゃんが話していたでしょ」とか「エリコ、何?」と私の話を聞く代わりに、四番目の話を聞いた。私の話は聞いてくれなかったのだ。母は私の存在を無視していた。お母さん、これで四人平等に育てたって言えるの？

知っているよ、お母さんも子供のとき、甘えなかった、我慢ばかりしていた、反抗しなかったって知っているよ。私みたいに育てられたんだよね。知っているよ。でもあなたは二番目、四番目ばかりよくて、あげ句の果て、一番目には電話で投げ捨てたような言葉をぶつけている。子供たちのいったい何が違うんですか？

二〇一七年××月××日
母はまったく私に興味や関心を示す様子がない。私がこれほどまで母に冷たく接しても、それを悲しんで涙を流すとか、「いいかげんにしなさい！」「何がいいたいの！」っていう、本音みたいな言葉を私にぶつけてこない。母もまた悩んではいるんだろうけれど……。

二〇一七年××月××日
母が「ローソンのバナナおいしいね」って言ったとき、そんなのどうでもいい、私に関係ない、といつものようにただそう思った。でも、そのあとの出勤途中の道で、「ローソンのバナナ」という言葉を何度も心の中でくり返した。
震災前は母が一人でコンビニで買い物をするなんてことは、まずなかった。震災後は暮らしも生活も風景も、すべてが変わった。六〇歳を過ぎた母が一生懸命にそれに適応しようとして、一人で慣れないコンビニで買い物をしたのだと思えたら、母への怒りが少し鎮まって、少しだけ愛おしく思えるようになった。

エリコさんは〝ぶり返し〟たままで過ごしていくのだろうか。

だが小松医師は楽観視している。

「ぶり返しがきても、前よりは悪くならないってことです」

では、これもよくなっていくプロセスの一つなのだろうか。

「震災にあって仮設住宅で二人きりの生活になったわけです。二人にうち（小松医院）に五年ほど電車で通っている間に、二人だけの空間がすごくできましたね。それでだんだんと感情の交流ができるようになった。そうして二人の間がうまくいったようになったんですけど、そこに別の兄妹という、小さい時に母にかわいがられた子が現れたことによって、また差別されていると感じ取ったんでしょう」

「お母さんはだんだん変わってきたのに、妹さんはまったく変わっておらず、昔の態度で接しているのが問題です。妹さんにとっては、お母さんもお姉さんも昔のままの人なのです。姉と母は変わろうとしているのに、妹さんや家族のほかの者がおいてけぼりになったのでしょう。それに対してエリコさんは不快な思いをした。そしてお母さんの変化も再び疑ってしまったわけです」

だから母に「ここにばあさんを連れてこい」と言ったのである。子育ての〝負の連鎖〟を自分で「断ち切れ」と願ったのである。

小松医師はエリコさんも母も変わってきたとみたが、家族のほかの者までは現実的に力が及ばないところがある。妹までカウンセリングが受けられないとすれば、たとえば家族会に出席させる、あるいはエリコさんのノートを読ませることもできるだろう。それもあるが、いちばんの問題は「母と娘」である。大震災の時に流行した言葉を使うならば、最も大切なのは母との「絆《きずな》づくり」である。
そのためにどうすればいいか……。その答えはエリコさんがすでに示している。日記に何度となく書いている。それはエリコさんの日記を読んだ母親が、娘が必死に耐えていたことに気づくことである。それが無意識からであっても、自分のせいで娘が寂しい思いをし、孤独でいたことを認めることである。

二〇一七年××月××日
私のお母さんはどこにいる？　私のお母さんは誰なの？　教えてください。私のやさしいお母さんはいないの？　私をかわいがってくれるお母さんはいないの？　私を産んだお母さんはいないの？
私は、私にやさしくしてくれる、私をかわいがってくれるお母さんに会いたい。お母さん、生きてますか。会えますか？　お母さんに会いたい。

母はこの日記を読んだらそのページを破って握りしめて、娘の元に走ればいいのだ。そして、こう言えばいいのだ。

「ごめんね、私があなたのお母さんなんだよ。お母さんのくせにあなたが小さいときにうんと甘えることを我慢させてしまった。寂しい思いをさせてしまった。不安な気持ちにさせてしまった。ごめんねエリコ」

その言葉さえあれば、娘は母を許すことができる。話せなかったことを語りだすことができる。母は、娘の言葉を浴びるように聞いて、手を自然に娘に差し伸べて、こう言うことができる。

「お母さん、これからずっとここにいるからね」

母の手は娘の胸の上にある。そのとき娘は、もう母の手を押し返すことはないのだ。

＊1　小松医師のいう「子育ての負の連鎖」は、教育学からの調査研究でも存在が実証されている。事例の一つが、和歌山大学教育学部による『母親の子育て観からみた母子の愛着形成と世代間伝達』研究である。アンケート調査によって家族の「子育て観」「子供との関係」「夫や親との関係」を明らかにしていくと、孤立した母は子を孤立させ、支配的強制―不信や過保護、子供拒絶などの因子―が、世代を超えて伝わっていたことを見いだした。自分の母親との関係が自己像・自己モデルに大きく影響されていることを証明する研究である。

（『母親の子育て観からみた母子の愛着形成と世代間伝達―母親像に着目した子育て支援への提案―』和歌山大学教育学部教育実践総合センター紀要№19、二〇〇九を参考）

また「虐待された親は虐待する親になる」という愛着パターンの研究も米国にはいくつもある。その代表的な例の一つが『The Capacity for Understanding Mental States: The Reflective Self in Parent and Child and Its Significance for Security of Attachment』である（Infant Mental Health Journal Vol.12, No.3, Fall 1991）。人は「親の背中」を見て育つものである。

＊2　家族会で語られた、仕事で忙しくて子供をかまわなかった母親の事例がある。その娘は「緘黙（かんもく＝言葉を語らない症状）」になった。緘黙は身体的な器質障害ではなく、不安障害からなるとされ、この三〇代の娘も四～五年前から話さなくなった。母は家族会で率直に語った。

「うちの子はほんと愛情不足なんだね。兄弟の三番目で、四年くらい前から全然誰とも話をしないの。声出さなくなっちゃった。ウンともスンとも言わない。何を考えているんだか、何がおもしろくないんだか、何買ってとか何食べたいだとかもいわないんで、さっぱりわからなくて困ってます。これだけ（携帯電話に文字を書く仕草）……。あるいは紙切れに書いて、炊飯釜のフタに磁石で付けて読めって。そこだけならいいんだけど、あたしのスリッパの中にメモつっこんで（笑）、あるいは洋服の引き出しに入れてある。引き出し開けなかったらわからないし。何しろしゃべんないものだから「丸」を書いて、「目と鼻」書いて、顔文字がプンプンてしてると怒っている（笑）。あるいは「手」書いて「お金」書いて、働いてねえから金ちょうだいっていうんですよ」

だが数年前、母と二人で行ったカラオケでは歌ったという。

「精神分析を受けると、幼稚園の年長から小学校に入るまでの三～四年間、記憶が抜けているって言ってた。その頃、『ただいまー』っていっても家に誰もいない。兄ちゃん姉ちゃんは遊びに行っちゃう、おっきいから。そしてあたしが働く事務所は家からちょっと離れてたんです。自転車で通って、ちょっと遠かった。そしたら学校から帰ってきた娘が、電話を事務所によこしていうの。『帰って来い、今すぐ来い！』ガチャン！。『怒ってんだべなあ』って思って行ったこともあった」

家族会の参加者は「甘えさせてあげればいいじゃない」と口々に助言した。

「公園だったかなあ……娘に手をつなごうっていったの。そしたら嫌だっていわなかった。そのあとで娘が三十五歳かな、そんな年なってからのことだけど、誰もいないとき、あたしと二人だけのときに『おんぶして』って来て。あたし、ひざがガクガクしているから、娘が椅子に乗っておんぶしてきたら崩れちゃって。崩れたときあたしも娘も笑っちゃって。もう一回やったの。おんぶして甘えたかったんだなあ…って」

第7話

必ずなおると信じて、あきらめない、あせらない

——アズマさん親子の症例から

◆この症例のテーマは「変わりつづける」ことである。アズマさんは幼少から心身の不調に悩まされていた。大学入学後に精神分析を受けて、七歳を境にして母親の寵愛が失われた事情が浮き彫りになった。アズマさんが結婚した妻との間の子に生まれた子ノボルさんもまた心の病をもった。妻にも母親から受けた愛情に問題があったことがわかってきた。精神分析によって心の病をもつ人は、その家族は、どう変わることができるのだろうか。

◆主な登場人物
アズマさん：心の病を患い克服した父（発症時少年時代、回復時は二〇代）
チヨさん：アズマさんの妻
ノボルさん：夫婦の子供（発症時一八歳、執筆時四〇代）
近藤章久：小松医師の恩師で精神分析医
木田恵子：小松医師のもう一人の恩師で精神分析家

◆始まりは散歩療法

小松医院の診察室の窓を開けると、小鳥のさえずりが聞こえてくる。庭にはウグイスもカッコウもスズメも羽を休めにやってくる。小松医師が午前中の診療を終えてから、この庭の門を出て散歩を日課にしたのは、一九九〇年代の後半からである。

それまでの半世紀は内科中心の診療をしていたが、当時、不安障害や脅迫神経症の患者が来院するようになっていた。不登校や引きこもりが増え、心に問題を抱える人がめずらしくなくなっていた。しかし内科が忙しく、包括的な心療内科治療には手が回らなかった。そこで患者と一緒に、毎日午後三時から三〇分ほど、散歩をしながら話を聞いていくことにした。患者たちは自分の不安を語り、また吸い上げるように小松医師の助言を聞いて、散歩を半年、一年と続けることで、脅迫神経症や不安神経症、対人恐怖症が良くなっていった。

そこで小松医師は二〇〇〇年ごろ、思い切って内科をほかの医師にまかせ、心療内科クリニックとして再スタートした。

もともと小松医師の恩師は、精神分析療法をネフロイト派の医師から学んだ人（近藤章久氏）であったので、自由連想や無意識の解釈、患者の心の洞察には覚えがあった。他院がサジを投げた患者が小松医師のもとで良くなっていくことが評価され、心療内科はすぐに軌道に乗り、県内だけでなく、広く県外からも多数の患者が来るようになった。

一緒に散歩する人の中に旧知の内科医・アズマさんがいた。アズマさんはかつて不安障害やパニック症状の経験があった。自身は回復したものの、結婚してから家族に心の問題をもつ人が出てきた。そこで小松医師と雑談しながら助言を求め、共に散歩をするようになった。

まずはアズマさんが苦しんだ少年から青年時代をみていこう。

◇歪んだ道を歩き続けた青春時代

道が歪んで見えて、まっすぐ歩けなかった。アズマさんは立ち止まっては進み、進んでは立ち止まった。こんなことではいけない、学校に行かなくちゃならないと自分に言い聞かせながら、必死で道を歩んでいた。

中学校時代から心が不安定になり、落ち着かない気分をつねに意識していた。さかのぼれば小学校の中学年、七〜八歳の頃から夜尿症もあった。朝起きるとパジャマがじっとりと濡れ、布団にシミができていた。落ち着かない気分はあの頃から続いているように思われた。鏡に映る自分の顔はニキビだらけで、額も頬もデコボコしていた。皮膚は赤く腫れあがっていた。

発作的な症状が始まると息切れがして苦しくなった。ブルブルと震えて、頭から背中まで汗をかいて、パニックになる。それがいつ起こるかわからないのも不安を増大させた。

勉強どころではなかったが、もともと勉強ができる子供であった。

中学校二年生の頃、医学生の兄が見せてくれた東京の医科大学の入試問題を解くことができたほどだ。高校では有名大学を卒業した切れ者の数学の先生が「君には教えることがないよ」と、呆れた口調でほめてくれたこともあった。アズマさんの得意科目は数学以外に物理、化学など理数系であった。一方で、国語、英語の文系はさっぱりだった。とりわけ「読むこと」がつらかった。そこには父親の価値観が影を落としていた。

「小説なんて読むのは不良のすることだ」

父にこういわれて読書から遠ざけられたせいだけでなく、落ち着いた勉強環境がなかったせいもある。アズマさんの青年期は日本経済が成長を始めた時期で、増大する就学人口を収容できる校舎の建築が遅れ、通学できない日々もあった。家族のいる自宅にもなぜか落ち着ける居場所がなかった。だから机に座ってする学問より道を歩きながらでも解ける理数系の成績が良かったと思っていたが、本当の理由にはそのときは気づかなかった。

得意なものはほかにもあった。「水泳」である。

高校時代には地元山形県の大会でたびたび上位入賞を果たしていた。幼少から川で泳いでいたからだった。自然豊かな山形には急流で知られる最上川がある。詩に詠まれ、農業用水としてまた海運交通路として重宝されてきた川は「山形の母なる川」と呼ばれてきた。泳ぎを好んだのは、川の中では歪んだ道もなく、パニックになることもなく、自由を味わうことができたからでもあった。

高校生活をなんとか過ごし、試験科目が理系だけの東京の医科大学に合格した。上京して環境が変われば体調も良くなると思った。だが都会は騒音があふれ、せわしない生活を送る人々で混雑していた。暗記中心の学科にもなじめなかった。通学途中でパニック症におそわれ、心臓が踊り出した。踏切で発作が起きて苦悶で胸をつかんだ。目を開けると線路がクネクネとしていた。あやうく電車に轢《ひ》かれそうになった。

ついに自分の不調の原因は〝心の問題〟と思いあたり、精神科に行くと「神経症」と診断された。

◇森田療法でなおらず精神分析療法へ

神経症と診断されたアズマさんが勧められたのが「森田療法」であった。

森田療法とは、精神科医の森田正馬《もりたまさたけ》氏が一九一九年に創始した「神経症」に対する精神療法である。投薬に頼らず、神経症、不安障害、対人恐怖症、パニック障害などを治療する。森田氏自身もまた、学生時代に「神経衰弱症」と診断され、自身の苦悶の体験とそこからの脱却がきっかけだった。

小松医師にこの精神療法を説明してもらった。

「森田療法でもっとも大切な考え方は、〝あるがままに生きる〟というものです。不安は、より良く生きたいという気持ちがあるからこそ生まれます。不安は消そうと意識すると、かえって高まってしまいます。人間は誰もが何か〝苦しみ〟を持って生きている。だから苦しみと向き合って〝あるがままに生きる〟というのが根本です。日常生活をするとか、働くとか、現実的な目的に向かう行動に焦点を当てていきます」

森田療法の治療は「絶対臥褥《がじょく》療法」から始まり、患者を一週間個室に隔離し、食事や入浴、トイレ以外の活動をさせずにおく。すると、次第に退屈を感じて活動意欲が高まってくる。次は軽作業期であり、強要することなく、自発的に気づいたことをしていく。日記を書き、個人面談をくり返していく。それから重作業期となり、清掃、野良作業などさまざまな作業を他の患者と共に行ない、一～二カ月の社会復帰の準備期間をへて、外出許可を受けてから社会生活を再開する、というものである。

アズマさんは東京の「高良興生院《こうらこうせいいん》」を訪れた。森田正馬氏の教えを授かった高良武久《こうらたけひさ》医師が設立した森田療法の実践施設である。しかし、ここに三カ月入院したアズマさんは、心身の不調を完全にはなくすことができなかった。まだ通学もままならなかった。

アズマさんの具合を心配した医学部の同級生が紹介したのが、精神分析医の近藤章久氏であった。

近藤章久氏はニューヨークのアメリカ精神分析研究所に入所し、フロイトの高弟である精神科医カレン・ホーナイ氏の指導（上級コースに入門）を受けた人物である。ホーナイ氏の逝去（一九五二年）後も研究所に留まり、ホーナイ氏に指導を受けていた人々とともに研究をつづけて一九五七年帰国、その翌年目黒区に精神科「近藤クリニック」を開設した。

アズマさんが近藤氏のクリニックに行くと、患者は外国人ばかりであった。近藤医師は流暢《りゅうちょう》な英語で診察をしていた。一ドルが三六〇円の固定レートの時代、日本人には近藤氏の外国仕込みの診療費は高額であった。

近藤医師の治療は「自由連想法」という、治療者に対して、治療を受ける人が自分の心に自然に浮かんでくることを自由に表現するところから始まった。

◆精神分析治療を日本にもたらした先人

近藤氏の「自由連想法」を小松医師は次のように説明する。

「近藤先生の自由連想法は、治療を受ける者がソファに横になり、治療者はその人から見えない場所に座って聴く〝寝椅子法〟です。過去に抑圧された無意識を意識に上げていくもので、初めのうちは自分自身を隠すことなくさらけ出すのがむつかしいのですが、治療者を信頼することによって、やがて患者は記憶をたぐりよせ、自分の内部にある感情や衝動に気づいてゆくようになります。隠すことなく語ることで、まるで傷口から膿を出すように、神経症の原因になっている悪いものを吐き出すことができるようになっていきます*1」

小松医師が心療内科で実践してきたのはまさにこの方法であるが、その理由は彼は近藤章久氏の〝直弟子〟だからだ。近藤氏は精神科医としての活動後、仏教思想に傾き、母と共に創立した「学校法人 八雲学園」の教育に多くの時間を割くようになっていったため、直系で近藤氏から精神分析を学んだのは小松医師らごく少数である。小松医師は近藤氏を通じて、フロイト、カレン・ホーナイという精神分析の系譜を伝えてきたともいえる。

ここで「精神分析」について整理をしておこう。

神経症に苦しむ人は、自分の不安な症状は意識しているが、その不安を生み出す根源にある神経症的な生き方や、不安から逃れようとする心理には気づいていない。ましてその原因となった幼少期の体験――抑圧され、葛藤に悩まされたことにも気づいていない。こうした無意識下にある不安や、抑圧された体験を意識化させていくのが自由連想法である。

近藤医師は著書でこういっている。

「ホーナイによれば、われわれの生き方はすべてイリュージョン（幻想）だというのです。苦しみ、耐えながら生きていることに疑問を感じないのは、本当の自分（リアルセルフ）に気づいていないからだというのです*2」

治療者は自由連想で、世の中の常識や道徳にとらわれず、心に浮かんだことを神経病者に語らせていく。すると、神経病者は二つの〝抵抗〟をする。一つは、他人である治療者への抵抗である。時間をかけて診察を続けていくうちに、神経病者はやがて心を許し、信頼できると思ったとき、抵抗がなくなって語り出していく*3。

もうひとつは、イリュージョンをまとった嘘《うそ》の自分を守ろうとする抵抗である。神経病者はその嘘の自分こそ〝本当の自分〟だと考えている。嘘を本当だと思うから苦しむのである。そこで、自由連想でさまざまなことを語らせて、嘘の自分が体験してきたことや考えたことを表に出し、意識させていって、「それは嘘の自分だったのか」と気づかせていく。この無意識をさかのぼる過程で、親にもう一度甘えたり、怒りをぶつけるようになるわけである。

近藤氏はアズマさんにこう告げた。

「神経症の症状に苦しめられている人は、自分が抑圧されて窒息しかかっていることもわからず、表面に表れた症状が救いを求めて発している信号であると気づいていないのです。それは無意識から生じています。あなたの無意識にあって、あなたを窒息させようとしているものを引き出していきましょう」

アズマさんは、週三回、一回一時間の近藤氏による精神分析治療を大学卒業まで五年続けた。アズマさんが近藤医師の指導のもとで語り、浮き彫りになっていったのは「親の過干渉と無関心」、「子育ての世代間伝達」「夫婦仲の悪さがもたらすひずみ」「才能の開花と沈黙」であった。

彼が背負わされてきたものをみていこう。

◆自由連想で抑圧された自分を意識化していく

アズマさんが近藤医師に、自分の症状のことに始まり、受験勉強や学校生活を話しているうちに思い出したのは「学生服」のことだった。

「私は学校中で一番といっていいほどボロの服を着ていました。新品は長男が着ます。長男のお下がりを次男が着ます。次男のお下がりを三男が着て、そのお下がりを私が着ていました。三人が着たあとですからボロボロでした。それが恥ずかしかったな、とずっと思っていました。それほど貧乏ではなかったのに……」

近藤氏が聞いた。

「ボロボロなのがイヤだったんですか」

「そうです。……いや違います。イヤという感情はボロだけじゃなかったようです」

近藤氏は無言でうながした。

「私には弟がいます。弟はいつも新品の服を着ていました。うちは子供が多かったので、着るものは大切にしましたが、それほど貧乏ではありませんでした。ですからお金が理由でボロだったわけではない。私はそれを着るのが当然だとされていたし、私もそう思っていた。でも私は、大切にされていなかったんです。どうでもよい子だったのです。一方、弟はとても大切にされていました。服がその表れでした。イヤだという感情は、本当は弟がイヤだったのです。新品の服を着ている弟がイヤだったのです」

自由連想で神経病者が最初に語るのは、自分の症状のことである。視界が歪む、ニキビがあるといった症状は意識されているからだ。意識されたことから次第に、家庭や学校、仕事や趣味など、症状とどこか関係する無意識の底にあるものに下りていく。アズマさんがまず語ったのは〝ボロ〟の学生服だった。学生服のボロは自分のズタズタにされた心の表れであった。ほころびの中には弟がいたのだ。

　自由連想は、その引き裂かれた心をつくった原因である差別した「親」へ向かっていった。母親の姿と兄弟の事情がわかってきた。

「私は五番目の子で、三人の兄と二人の姉がいました。ずっと離れて弟が生まれたのです。年は私と七つ離れていました。弟は母からとてもかわいがられました。母と一緒に入るお風呂場から声が聞こえてきました。お風呂のあとはちゃんと体を拭いてもらって、洋服を着せられて、ちやほやされていました」

「あなたはどうでした？」

「私はどうだったでしょう。まったくかまわれず、一人でお風呂に入っていました」

「そのとき、あなたはいくつでしたか」

「私は……、八つか九つくらいでした」

　近藤氏は「それより前のことを思い出せますか」とうながした。彼から次第に幼少の頃のことや親の言葉が口から出てきた。

「私には、じつはもうひとり兄がいました。私はその記憶がまったくありません。なぜなら私が生まれた年にその兄が亡くなったからです。近所の材木屋で遊んでいるときに、積み上げた材木の上から転げ落ちて、わずか七歳で亡くなったのです。母は悲嘆に暮れたそうです。ところが兄が亡くなった翌年、私が生まれました。私は当時は末っ子でした。母は七歳で死んだ兄の生まれ変わりだと思いこんで、私を溺愛をしたのです」

アズマさんは寝椅子に寝転びながら両腕を挙げる仕草をした。

「母とお風呂に入ったとき、母はやさしく『両手をあげて』といいました。私がいわれた通りあげると、母は身体中を洗ってくれました。母の愛を一身に受けて私は育ちました。母が私を見て、笑いかけて抱きしめてくれていた頃、とても幸せでした。母は私のことを、死んだ兄の生まれ変わりと思っていたようなのです」

無意識下の記憶が呼び起こされてゆくと、亡き兄の存在の影響がわかってきた。母に対して怒りや絶望だけでなく、母の愛情があることもわかってきた。しかし、母が子供を差別しだしてからアズマさんは卑屈になり、神経症的な症状を発症していった。

「しかし、母の溺愛は私が七歳になる頃に終わりました。奇しくも亡くなった兄と同じ年齢になった年、弟が生まれたのです。母の愛が私から弟に移り、私はまるで材木の山から落ちたように、母から離れて落ちていきました。私は本当に母からかわいがられたのでしょうか？　たんなる死んだ弟の身代わりだったのでしょうか？」

近藤氏は何もいわずにアズマさんの言葉を待った。

「やがて弟が歩き出し、大きくなっていくにつれて、私の体の症状が出てきたのです。指しゃぶりをしたり、鉛筆をかじったり、オネショをしだして、夜尿症は中学まで続きました。スボンの裾が気になって、いつも触っていなければならない神経質なところが出てきました」

近藤氏は次のように解釈した。弟は母からあれほどかわいがられたのに、アズマさんは〝ひとりぼっち〟にされたという嫉妬があった。そればかりか、母に触れられないという寂しさもあった。嫉妬と孤独は、弟や母への憎しみや怒りとなって心を蝕んでいった……と。

「勉強も、できるものとできないものに分かれました。理数系は得意でしたが、国語や英語はさっぱりダメ。それは当時、校舎の建築が遅れて勉強ができる環境がなかったのと、父から何度も『小説を読むのは不良のすることだ！』といわれたせいですが、こうして話していてもうひとつ思い出しました」

近藤氏は「なにを？」とやさしく聞いた。

「将棋です。あれは私が五つくらいでしょうか。私は父と、父の友人が将棋に興じているのをいつもじっと見て将棋を覚えました。ある日、五歳年上の兄、そして七歳年上の兄の同級生たちが遊びに来て将棋をしていました。私は兄たちの対戦をいつもじっと見ていて、彼らがひと段落ついて休んでいると、兄が冗談半分に言ったんです。『お前も打ってみるか』と。私は『うん』といって将棋盤に向かいました。どう動かせばいいのかわかってますから、まず兄を負かしました。次に兄の友だちも負かして、ついに全員に勝ったんです。とてもびっくりされました」

近藤氏は聞いた。

「今も将棋はするんですか」

アズマさんは寝椅子の上で首を左右に振った。

「一〇代になって将棋は打てなくなりました。囲碁も麻雀も覚えることすらできませんでした」

アズマさんの体験、心の在りかや才能が浮き彫りになるにつれて、話は自然と両親の話題に移っていった。

「正直にいえば、父と母は非常に仲が悪かったのです。父はとても短気で酒乱でした。怒り出すと母に向かって一升ビンを投げつけました。一方、母は熱心なクリスチャンで、毎日聖書を読んでいて、博愛主義的に子供を育ててきたと信じているようでした。しかしその信仰が夫婦仲を改善することはできませんでした。毎日のように激しいケンカがありました。そんな家庭状況ですから、家で勉強もちゃんとできません。学校もおろそかになっていき、修学旅行も行こうか行くまいか、ずいぶん悩みました。結局行きましたが、無理をして参加したせいか、帰宅すると発熱しました。成績もどんどん下降し、中学三年生なってからのあまりの下降ぶりをみて、先生が職員室に私を呼び出したこともありました。成績が下がると、『オマエはダメなやつだ』と兄弟からもバカにされました。なにしろ親が私を無視したりバカにしているのですから、兄弟も同じことをしたのです。落ち着ける場所が家にはなかったのです」

「つらかったですね」

アズマさんは目を閉じて、もうひとつ思い出したことを語った。

「父も母も、小学校から中学校、高校、大学まで、私の入学式や卒業式には一度も来ませんでした。ただの一度もです。ほかの子にはみな親が来ているのに、私は誰もいませんでした。医大での合格発表でも、家族のだれもが、あの子が合格しているはずはないと思っていたからです。母は『成績が悪いので、合格発表を見に行ってほしいなんて、だれにも頼めやしない』とこぼしました」

近藤医師の導きで自由連想を重ねて見えてきたのは、ひとりぼっちで、ニキビをこしらえた顔で、ゆらゆらと道を歩いていたアズマさんである。才能も乏しく、成績も並以下で、本も読めなければ文章も書けず、コンプレックスに打ちひしがれていたアズマさんだった。家では中学生になってもオネショをし、心の中で弟を嫉妬し、母親を憎み、父を嫌い、兄弟をうとましく思っていたアズマさんである。

アズマさんはそれが「本当の自分」だと思っていた。

◆悩みの本体を明らかにしていく精神分析

次の段階では、アズマさんが思い続けてきた「本当の自分」がウソであることを悟らせるために、それをつくってきた「親」「兄弟」「家庭環境」を解釈することである。

学生服の〝ボロ〟が表しているのは、親による兄弟の「差別」や「愛情のかたより」であった。アズマさんはボロ服を恥ずかしく思っていたが、差別されているとか、愛情がないからとは意識していなかった。

近藤医師はこう解釈した。

「なぜなら、母を否定することは自分を否定することになるからです」

人は自分を追いつめるようなかたちで心の矛先を向けないというのだ。

だが、入学式や卒業式に両親が来てくれなかったという事実は、自分は祝福されて生まれてきた子ではないと、痛いほどわからせた。夜尿症やパニック症状はそんなストレスの現れである。しかも父と母は非常に仲が悪く、家庭がつねに険悪だったので、相談できず、もちろん口答えをすることも許されなかった。差別されても、無関心な扱いを受けても反発できなかったのは、愛されてこなかったことで精神的に弱くなってしまったからであった。

奥底にある嫉妬心は、母親の関心が弟に移ったことから生じてきたが、あまりに悲しみが深かったので、悲しみを抑えこんでしまった。そして愛情をつねに渇望するようになったことが孤独感を深め、人間関係をうまくつくることができない人間をつくりあげた……。

近藤氏は、このようにアズマさんが「本当の自分」だと思ってきたウソを明らかにしていった。とりわけアズマさんを引き裂いた「母親」に興味をもった。

第一に、「七歳という年齢の符号」については、偶然ではなく、意味があったと解釈した。亡くなった兄が七歳であったことが母に強く影響し、七歳になるまでの子を求める気持ちが働いたのではないか。七歳まで育てたのにとつぜん死なれたという絶望が、七歳まではなんとしても守らないといけないという、暗闇のような愛情を形成した。その心の暗闇が、七歳まで子を追い求めた。だからアズマさんが七歳になったとき、母は再び無意識のうちに〝生まれ変わり〟を欲したのではないかと解釈をした。

そこから第二の点、「子供を成長させない母親」を導きだした。母親が子供を亡くした場合、次に生まれた子供が亡くなった子供の年齢まで来ると、そこから「子供を成長させない」という指摘である。つまりアズマさんもその弟も、あらゆる母が本来もつ「子への無条件の愛」という純粋な母性で愛されたのではなく、母が「こう育てたかった」という自分の思い、自分の分身として愛された。自分が成しえなかったこと、つまり八歳、九歳と成長させられなかった〝負い目〟を子供に投影していた。それが子の成長を止めさせてしまい、我が子への偏愛や、唐突な愛の移行として現れたと指摘した。

「あなたはその犠牲になり、母に恨みを抱くようになりました」

アズマさんは母にとって、死んだ兄の〝身代わり〟であった。そして次に生まれた弟に、身代わりという地位さえ奪われた。末っ子として溺愛された男児という立場は、完全に弟に移った。自分に注がれていた母の愛情が弟に移ったことを幼心に感じ取り、アズマさんは深く傷ついた。そしてキズついた感情にフタをした。なぜなら、男の子には母親を否定できない「業《ごう》」のようなものがあるからだ。だからアズマさんは、母が本当はどんな性格で、どんな価値観を持っているか、また弟が生まれて自分の立場がどう変わったか、あえて意識化しなかった。そのため、嫉妬や絶望といった〝負の感情〟をひたすら心の奥底の無意識の部分に溜め込んでしまった。

だが近藤医師の精神分析によって、母の姿や自分の思いを指摘され、子供を成長させないものを背負い、負の感情にとらわれた自分が「本当の自分」でないことを気づいていった。

「本当のアズマさんは、あなたが語ってきたことの中にあります。将棋の才能がずば抜けてあったのは、思考力があり、分析能力が幼少期から育っていたことを示しています。暗記型の秀才ではなく、地頭のよい秀才です。運動神経もよく、神経症がなければさまざまなスポーツで秀でた成績をおさめたでしょう。抑圧された怒りや悲しみがあったのですが、それを人にぶつけたり、人を攻撃することもなく、人との接触を断とうともしませんでした。本当のアズマさんは外交的な性格で、人の支援を受け入れ、素直に前を向いていくことができる人間です」

「本当の自分」を指摘する精神分析によって、アズマさんは心のバランスを保てるようになっていった。そして、同級生が驚くなか、大学を一年も落第せず、卒業して医師になることができた。

アズマさんの回復に効果があったものは他にもある。ふるさとの〝土〟と〝水〟である。

「大学の授業の半分は受けられず、月のうち一週間は静養しないと続きませんでした。学割を使って列車で東京から山形に帰る。山形の土に触れて一週間ほどして、意を決してまた東京に戻る。しかし、心がまた落ちる。それをくり返していました。夏休みにはいつも最上川に行って泳いでいました。急流で有名な川で、渦《うず》巻きがある。その渦に向かって潜っていく。底が深くてどこまでも何もない。何もないから自由があります。すべてのことから自由になれる。それから川の別のところからふっと頭を出す。息がつげる。また潜る。何もかもが自由でした」

◆心の病の「なおる」について

小松医師は、精神分析療法の一連のプロセスを「井戸」にたとえていう。

「臭いものにはフタをしますよね。体でも同じで、肉体が化膿していてそこにフタをしてしまえば、どんどんどん腐敗が体中に広がってゆきます。ところが、痛みの元である膿を思い切って出してしまえば、治癒してきますよね。フタをせずに臭いものをどんどん出す。たとえば井戸を掘ると、最初は泥水が出てきます。水を汲み続けていると、だんだんだんだんと綺麗な水に変わってゆきます。泥水をどんどんどん出すことによって悩みの本体というわからないものを出してしまうことで、汚れた不安というものをはっきり見ることによって〝なおって〟いくのです。それが精神分析です」

そもそも心の病が「治る」とはどういう状態なのだろうか。

本書では「治る」という漢字の代わりに「なおる」とひらがなで書く。その理由を小松医師は次のように説明する。

「私の考える〝なおる〟とは、〝社会に出てなんとか働ける状態〟のことです。まず治療ができないような患者を、治療が可能となる段階に移してゆきます。問題を抱えながらもなんとか働き続けられる状態に上げてゆく。ときどき調子が悪くなっても、早期に立ち直って、働くことができる状態を継続できることです。

人間的な苦しみは誰でも持っています。生きるうえでの苦労は個人の問題ですが、身体的な異常——発作とかパニック、頭痛——や、どこも悪くないのに胃痛や胸痛や腰痛など原因不明の痛みがある、下痢や湿疹が出たり、円形脱毛になる。こういう心身の異常が完全に治っていく、それが出なくなる回復という意味が私たちの〝なおる〟です」

たとえば、がん治療であれば、「治癒」「完治」「寛解《かんかい》」という。がんの種類によって内容はやや異なるが、「治癒」ないし「完治」とは、治療後五年間〈再発〉が無かった場合に使う。「寛解」は臨床的に見て、症状が落ち着いて〝もう問題がないだろう〟という診断で使われ、心の病の「なおる」に近い。いずれもいつ再発するかはわからないので、絶対的な完治とはいわない。またリウマチなど、慢性的な病気での「治る」とは、症状が起こりにくい状態になるという定義である。心の病気はこの慢性病の「治る」に近い意味で、「起こりにくい状態になるが、また再び起こる可能性もある」ことだと考えられている。

心の病をもつ人やその家族は「穏やかになる」「落ち着く」「バランスがとれる」「自立する」などの表現で〝回復〟を表現しようとする。心には〝これが正しい〟という絶対的な標準や基準があるわけではないからだ。生きているかぎり心は〝揺れる〟ものである。

アズマさんにも「揺れもどし」があった。後年アズマさんは四〇代で「うつ病」のような状態になったことがある。ふたたび東京の高良興生院で診察を受けると、そのときは「過労です」と一笑に付されて、一週間ほど休んでいるとまた働くことができるようになった。

母が亡くなるときにも〝揺れ〟があった。母の死に目に会うことができなかったのだ。

「母は大学病院に入院していました。母からの愛情をたっぷりと授けられていた末っ子から電話がありました。夜中の一二時です。母が落命しそうだというのです。しかし、兄弟全員が集まる病院へ、私は足がすくんで行くことができませんでした。夜が明けて朝七時に病院へ駆けつけると、母はすでに霊安所で安らかに寝ていました。私は母の変わり果てた姿を見届けてそっと帰ってきました」

小松医師は、〝揺れもどし〟があっても、アズマさんがこれまでやってこれた理由をひと言で見抜いた。

「七歳まで母親の愛情をしっかり受けた土台があったから、卒業できましたね」

「土台」……、つまり母の愛こそ「なおる」あるいは「なおりつづける」ための最大の力である。

◆「私の母は日本一のお母さんです」という妻

医学部を卒業したアズマさんは、県立病院での数年間の勤務医をへて、父や兄が経営する病院に内科医として勤務した。患者の評判も良く、受け持ち患者は二〇〇名を超えるようになった。

その当時、結婚した人が「チヨ」さんであった。チヨさんはアズマさんに対して居丈高《いたけだか》のところがあった。

「あなたは頭が悪いし、学力はない。経済力はそこそこあるけれど、それだってお父さんの力だしね」

チヨさんの父は従業員五〇人を擁する産婦人科の院長で、チヨさんが「日本一の産婦人科医」と崇める存在である。一方、アズマさんは一介の勤務医である。チヨさんにしてみれば「小さな医者に嫁いできた」と思っていたのだろう。

このような蔑《さげす》みを平気で口に出せるのは、どんな生い立ちや家庭状況なのかと、アズマさんは妻のことを知ろうとした。

結婚当時、妻の実家を訪れると奇妙な感じがした。姉も妹もその子供たちも別々の場所で食事をしていた。食卓や自分の部屋やデスク、居間にと散っていた。なかには熱帯魚を触っている子もいた。義母はアズマさんにろくくに挨拶もしなかった。人に気をつかわないのか、人を見下しているのか、その両方なのか。

帰宅後、妻にアズマさんは言った。

「君の家は奇妙だね」

そういわれたチヨさんは怪訝《けげん》な顔をして、何が奇妙なのかわからないようだった。むしろチヨさんは、医家に嫁いで苦労した母をこういって憚《はばか》らなかった。

「私の母は日本一のお母さんです」

蔑《さげす》まれるというだけでは離婚の理由にもならず、アズマさんは意地でも早々に開業をすることにした。開院まで頑張りすぎたせいで、開業後に疲労性の前立腺炎も患ったが、しだいに繁盛する医院を築いていった。

チヨさんとの間には三人の子供を授かったが、アズマさんの開業当時はとりわけ忙しかったので、チヨさんはよく長女と長男を実家にあずけに行った。実家に行くたびにチヨさんは夫の悪口を吐き出した。小さな医院だの、収入が伸びないだの、がんばりが足りないだのと、言いたい放題であった。チヨさんの悪口を聞いた子供たちは、母の言葉を真に受けて、父を蔑むようにさえなった。

この母の悪口放題を、末っ子の次男・ノボルさんだけはまぬかれた。ノボルさんが物心つく頃には運営が軌道に乗り、実家に子供を預けることもなくなっていたからだ。だが幼少であっても、いや幼少ゆえに、父母の不仲を敏感に察していたようであった。*4

子供たちへの教育にも母の価値観が投影された。

チヨさんの教育方針は、世間的な成功のモノサシ――「優秀」「学歴」「収入」である。夫を世間的な成功の「モノサシ」で評価したように、子供も成績順位や有名学校といった「モノサ

シ」で評価した。さいわい長女も長男も優秀で、二人とも医科大学に合格した。次男のノボル

さんも高校でトップの成績で、医師になる「はず」であった。

◆立派に育てますから、かまわないでほしい!

かった。

ノボルさんはどんな子供だったのだろう。父から見た子は、小学校時代から落ち着きがな

「椅子をガタガタさせてせわしなく動いて落ち着きがなく、変わった子でした。おとなしく

じっとしていられないようでした」

座っていられないといっても、ヤンチャや活発さゆえでなく、じっとしてられないというも

のだった。外でも妙なところがあった。信号が赤なのにかまわず渡ったり、道がないようなと

ころも平気で突っ切っていった。縛られるのがイヤなのか、ルールをわかろうとしないのか、

父にはわからなかった。

その気ままな振るまいぶりが学校ではどうなのか疑問に思ったが、ノボルさんは学校でのこ

とはひと言も家では話さなかった。勉強はよくできた。それは学校が終わると公文教室に入り

浸って、ひたすら問題を解いていたせいである。とくに苦労もなく勉強をして、優秀な成績を

とったので、母は鼻が高かった。母は「医学部に入れたい」と望み、子もそれを受け入れた。

高校でも優秀ぶりは続いた。高校三年までの成績は東北大学医学部へ県内トップで合格見込

み、東京大学理学部も合格圏というものだった。ところが最初の〝つまずき〟があった。大学入試がいずれも不合格だったのだ。

その理由がわかったのは、しばらくあとにノボルさん自身が語ったときだった。試験の答案を「書かなかった」というのである。白紙で提出したのだ。

結局浪人をすることになり、受験勉強のために仙台にアパートを借りて、予備校通いが始まった。しばらく何事もなかったように時間が過ぎていったが、ある日、仙台の予備校からアズマさんに電話があった。

「息子さんがここ数日出席されていないんですが」

ノボルさんが予備校の講義にしばらく出席していないという。

母が仙台に様子を見に行くと、ノボルさんは部屋にいた。母は言った。

「予備校に行かないで何しているの、ノボル！」

ノボルさんは答えなかった。

「家に帰ろうか」

今度は首を左右に振った。

数日たって、予備校に電話して聞いてみると、やはり出席していなかった。今度はアズマさんが仙台のアパートに行った。ドアをノックした。

「ノボル、いるのか？」

ドアはすぐに開いて、待っていたかのようにノボルさんが玄関口に立っていた。父の顔をじっと見た。父は言った。

「一緒に帰ろう」

ノボルさんは言葉をしぼりだすように言った。

「お父さん、本当はぼく、家に帰りたいんだ……」

アズマさんは息子を連れて山形に戻った。母が息子を迎えて言った。

「この子は立派に育ててみせますから、あなたはかまわないでほしい！」

母はノボルさんに大学進学をあきらめないように説得して、再び勉強をさせようとした。するとノボルさんは、別人のように暴れだした。それまでフタをしていた怒りや抵抗の感情があふれ出てきた。家中の窓ガラスをバットで割り、庭のホースをつかんで家の中に向かって放水をした。犬のゲージに火をつけた新聞紙を入れたこともあった。熱帯魚の水槽には洗剤か何かを入れて魚をすべて殺した。

なぜそのような暴力をふるったのだろうか……。小松医師は、暴力的な行為は自分が受けてきた暴力の裏返しと説明する。

「ノボルさんへのイジメがどれほどひどいものだったかを表しています。生き物を殺すほどひどいことをされたのです。本来は自分がされたイジメを相手に返したいのですが、それがかなわないために、自分より弱い、抵抗ができないものへの怒りになってしまう」

怒りを吐き出すようになったノボルさんは、まもなく緘黙症《かんもく》となり、言葉を発することもしなくなった。

◇ノボル、気づかなくてすまなかった

アズマさんは診療後や休日にノボルさんを連れてドライブに出かけるようになった。木陰にクルマを停めて、ウィンドウを下ろして小鳥のさえずりを一緒に聞いた。小川のせせらぎの音で車内を満たした。ノボルさんの心をなるべく安らかにしたかった。無理強いして話させようとせずに、話しだす時を待った。やがてポツリ、ポツリと語りだすと、ノボルさんの心に起きていたことがだんだんと見えてきた。

ノボルさんは言った。

「お母さんのためにがんばってきた」

母は勉強が良くできる子を求めた。だから塾に行って、熱心に勉強した。優秀な成績をとると母が喜んだ。母の期待に応えるとまた勉強をしなければならなかった。母はこういって励ました。

「一番を続けていこうね」

ノボルさんは本当は甘えたかったのだ。母と勉強以外のことを話したかったのだ。母に遊びに連れて行ってもらいたかった。だが、母とやさしいコミュニケーションもなく、あたたかい

抱擁もなく、遊んだ記憶もなかった。ただ優秀さをほめられた。

ノボルさんの勉強は自発的なものではなく、母の期待に応えるためのものだった。本当に欲していること――母に甘えたい――と、現実――母の期待にこたえなければならない――との間のひずみが、彼の落ち着きのなさに現れていた。ノボルさんは安らぎを得ることがなく、ただ不安定になっていった。

拍車をかけたのが学校生活である。

小学校には「良い成績、良い行ない」をモットーとする先生がいた。その学校は何でも規則通り、個性の発揮は二の次、皆と同じで過ごしなさいという校風であり、先生はその価値観を体現していた。先生は教室で椅子をガタガタさせて、落ち着きのないノボルさんをはがゆく思って、叱りつけた。

中学に進学すると、そこでも「変わった子」を矯正する担任の先生がいた。教育熱心な先生で、ノボルさんを「ちゃんとさせる」指導に力を注いだ。指導はノボルさんにとって苦痛であり、イジメでさえあった。先生の「矯正」への熱意やしつけは、ほかの生徒に伝わり、みんながノボルさんを矯正しようとした。それもイジメである。体育でも「ノボルさんを鍛え直そう」という熱血先生がいた。取り囲んで、無理やり体操や鉄棒をやらせる指導をした。

家では母の期待に応える優秀な良い子となり、学校ではその反動で落ち着きがなくなり、教師から矯正された。どこにいても絶望や悲しみ、怒りが沈殿していった。それが我が子だった。

父はノボルさんに謝った。

「そんなひどいことがあったんだな。気づかなくてすまなかった」

息子は〝こっくり〟とうなずいた。

「だからお母さんにも言えなかったんだな」

息子はもう一度うなずいた。

ノボルさんは「優秀で良い子」でなければならないから、学校での厳しさを母に訴えることもできず、自分の気持ちもいえなかった。いう機会もなかったのだ。姉や兄が食卓で学校での出来事を母に話しても、ノボルさんだけは黙っていた。中学校の頃にはもう感情を表せなくなっていた。大学入試で白紙答案を出したのは、最初の抵抗でもあり、抑圧されてきた心の悲鳴でもあったのだ。

アズマさんは小松医師と散歩をしながら助言を求めた。小松医師はまず学校のことについて話した。

「学校でイジメがなくならないのは理由があるんです。先生自身が良い指導をしていると信じているからです。正しいことをしているのに、どうして良くならないのかと嘆く正義の人だと、自分たちのことを頭から信じているからです。学校の指導自体がイジメをなくすのではなく、むしろ増やしているのですから、決してなくなりません」

「なぜですかね」

「先生自身も何らかのコンプレックスを抱えている場合もあるでしょう。アズマさんの母と同じように、〝良い子〟を育てることで、自分が果たせなかった夢を実現するのです。そういうコンプレックスを解消するメカニズムが働いているのです」

さらに親子のコミュニケーションがなかったことが、ノボルさんを孤立させ、自立の機会を失わせたと指摘した。

「親子間で豊かなコミュニケーションがないまま成長した人は、他人とのコミュニケーションがむずかしくなります。人との協調がしにくくなります。社会的な適応と親子関係には、強いつながりがありますから、甘えられないまま育った子は、親と一緒でないと学校に行けなくなったり、親がいないと不安になるなど自立できなくなります。ノボルさんもまた何も打ち明けられず、ただ抑制されて発散できずに抱えこんで、ついに爆発したのでしょう」

アズマさんは数年の歳月をかけて、ノボルさんの思いを知り、心を落ち着かせていった。ところがその均衡が破れることが起きた。

◇深く心を閉ざしていったノボルさん

「妻がノボルの暴力を怖がって、警察に電話しました」

暴力をふるう息子に手を焼いて、チヨさんは警察を呼んだのだ。警察官が来て事情を聴取して両親に告げた。

「警察の収容施設で経過観察するか、精神科病院への入院か、どちらか選んでいただけませんか」

アズマさんは仕方なく「入院」を選んだが、病院にかけあってすぐに家に連れ戻せばいいと思ったのだ。だが恐怖にかられた母が「息子に殺されかけた」と病院に訴えたため、入院は三カ月にも及んだ。

三カ月後、アズマさんは退院したノボルさんの姿を見て、愕然とした。

「ただ静かでした。いっさいの感情をなくしていました」

アズマさんは深く心を閉ざした息子を見て、絶望した。あれほどの怒りはどこにいったのだろうか。怒りさえも消えてしまった。怒りだけが残された自己表現、はけ口だったのに、それさえ奪われてしまったのだ。

「息子はすべてをあきらめてしまったのです」

以来、ノボルさんは誰ともいっさい心の交流をとらなくなった。事情を聞いた小松医師は次のように言った。

「奥さんは子供をひどい目にあわせようとしたわけではないんです。ただ大学に進学させることが愛情だと錯覚しているのです。愛情がどういうものか、おそらく自分ではわからないのでしょう。愛情を授からないで育ったから、それを授けられないのだと思われます」

そこでアズマさんに、「奥さんに精神分析を受けさせたらどうか」と勧めた。当時、小松医師は内科から心療内科に診療をシフトさせつつあり、小松医師自身がカウンセリング技術を学んだ精神分析家がいた。木田恵子氏である。

「木田先生も、チヨさんと同じく子育てで苦労されていますから、ぴったりでしょう」

木田恵子氏は古澤平作《こざわへいさく》（日本精神分析学会初代会長。一八九七～一九六八）氏の上位指導を受けた精神分析家である。

木田氏が精神分析の道に入るきっかけは、駆け落ちまでして結婚した男性の先妻の子が「精神薄弱児」であったことだ。男性の兄である国立大学医学部の教授から、「弟と結婚するなら精神薄弱の子供の面倒をみることになる、そのために精神分析を学びなさい」と勧められた。紹介されたのが古澤氏である。学びの成果は「大人になっても三歳の知能しかない」と宣告された子が立派に育ち、高収入も得て、結婚できたことである。彼女はその後、数多くの精神分析やカウンセリングを行ない、著作を発刊し、日本の精神分析臨床に多大な貢献をした。

木田氏の精神分析はどのようなものか。木田氏の著書から紹介しよう。

仏教には「大悲同感」という言葉があります。苦しみに悩んでいる人に「私はこうして救われた」といっても、人それぞれ違いがあり、同じように救われるとは限りません。一人ひとりの違いを受けとめて、その人の身になって一緒に涙を流すことでむしろ救われるものです。フロイトも『分析医に対する分析治療上の注意』という論文の中で、こういっています。

「鏡面のように、その前に示されたものだけを写す存在であれ」

「話す者に対する電話の受話器のような役割を果たすように」

さらにこうもいっています。

「どんな囚われた心もなく、どんな条件もつけずに患者に対する場合、もっともよく成功する」


（『添うこころ』太陽出版、一九九二、八〇頁より）

木田氏はチヨさんのカウンセリングを重ねていった。木田氏の指導は一〇年に及び、チヨさんの心に、自分がしてきたことや間違った価値観への気づき、息子との関係の反省が少しずつ灯されていった。

◆自分のことを知る努力をつづける

「私の母は日本一のお母さんです」

木田氏との対話で、チヨさんは母の思い出を思いつくまま話し出した。

チヨさんの母は、家業が傾いて没落した家から、産婦人科医の家に後妻で嫁いできた。先妻と夫の間には娘が一人いた。第二次大戦の最中に次女のチヨさんを生み、戦後すぐに妹が生まれた。実家で苦労し、戦争中に嫁いだ医家を支え、先妻の子も実子も育てた苦労話を、母から何度となく聞かされた。そのためチヨさんは苦労人の母を尊敬するようになった。

ところが母親を尊敬する娘とは裏腹に、母親の愛はチヨさんには向けられていなかった。

その象徴がボロ服である。木田氏と話していると、「そういえばー」とチヨさんは思い出したことがあった。

「チヨは服でも何でも差別されていたものね」

姉にいわれた言葉である。そこから思い出していくと、夫のアズマさんと同じく、幼少期には〝お下がり〟ばかりを着せられていた。「なぜだろうか」とチヨさんは疑問に思った。木田氏が姉妹関係や暮らしぶりを聞いていくと事情が見えてきた。

木田氏はこう指摘した。

「母親が先妻の子である娘に、実子の娘のあなたより良い服を着せたのは、世間体だと思います」

再婚ではとかく先妻の子を疎んじるものである。それをとなり近所、親類縁者は批判する。それを避けるために、あからさまに先妻の子には良い服を着せ、自分が生んだ娘にボロを着せた。世間体のために〝差別〟をしたのではないかと指摘した。

「そういえば、服だけでなく、絵本とか玩具でも姉のほうが良いものをもっていたと思います」

まして戦争中の疎開や食糧難が日常という物不足の時代である。姉よりすべてが後まわしになり、「我慢しなさい」といわれた。一方、戦後に生まれたチヨさんの妹は、暮らしにも余裕が出てきた頃なので、母からたっぷりかわいがられた。

母はチヨさんに対しては関心がなかった。関心がないのになぜチヨさんは母を「日本一」と表現したのだろうか。チヨさん自身、自分が無視されていると思わなかったのだろうか。

木田氏はこう分析した。

「気づかなかったのではなく、気づきたくないからシャットアウトしたのです。同じ母の子なのに差別されるのは、子供にとって耐えられないほどショックなことなので、差別された現実を見ようとしなかった。認めると苦しくなるから、無意識のうちに心のとびらを下ろしたのです。イヤなことを見ずに生きることが、真逆の思いとなって、『日本一の母』という表現になったのでしょう」

ここには二つ、チヨさんの人格形成に影響した「嘘（ウソ）」がある。

一つは娘の心をわかろうとしない、母親の世間体重視の姿勢である。もうひとつは母の無関心にさらされ、差別されたという現実を見ようとしないチヨさん自身の姿勢である。外部の嘘と内部の嘘によって引き裂かれたのである。

母親の無関心ぶりはほかにもあった。

小学校に入学すると、チヨさんは授業についていけなくなった。理由は数年後、視力検査でわかった。黒板の字が見えなかったからだ。メガネをかけだしたのは五年生からとなった。それまで母親は娘の視力の悪さに気づかないという無関心ぶりであった。しかも、視力の弱い娘が描く「曲がりくねった絵」を見た母はこう言った。

「チヨは、絵がヘタだね」

母から否定された子は、将来才能を開花しようとしないものだ。才能といえば、アズマさんが幼少期に才能を示した将棋の話には余話がある。

アズマさんが四〇代になった頃、山形県下でトップクラスの将棋の有段者と対戦する機会があった。アズマさんは何度やっても有段者に勝ってしまった。有段者は憤慨して席を蹴って帰ってしまったという。

「私は七歳以来、将棋には指一本触れたことがなかったのですが」

親の愛を一身に受けていた頃、才能は発揮され、親の愛が消えたときに埋もれた。いかに才能というものが親の愛を土台にして、心の自由と結びついていることか、わかるエピソードである。

ボロ服を着させられていたことも、差別されたことも、チヨさん自身はそれまでまったく記憶がなかった。木田先生との対話でたぐり寄せられ、その意味するところが、母の心を肉付けされて明らかになってきた。母による差別や、関心を持たれなかった現実をシャットアウトして、自分を守ろうとしてきた。

ところが、差別されて育てられたことが心の中に積もっていき、自分が姉妹の中で「最も出来が悪い」という劣等感になっていった。

人は劣等感をなんらかの手段や行動で解消しようとする。親の愛情を授かり、土台のしっかりした子であれば努力を重ね、困難を克服し、自立に向かっていく。だが土台がしっかりしてない子は、無意識下にある差別された〝負の意識〟が方向づけとなる。しばしばそれは歪んだものとして現れる。

チヨさんは、子育てが劣等感を解消するための目的となり、とりわけ生活も安定して時間が取れるようになった頃に生まれた三人目の子供のノボルさんに向かった。劣等感を解消することが、ひたすら優秀な子を求めることになり、成績や学歴という成功のモノサシを子にあてはめていった。

それから、カウンセリングはノボルさんが心を閉ざすきっかけになった暴力に触れていった。木田氏はチヨさんに言った。

「とくに具合の悪い子供をもつ親は、自分のことを知らないし、知ろうともしません。自分のことがわかれば、子供がどうして暴力をふるうのか、反抗するのか思い当たるものです」

木田氏の著書には次のくだりがある。

「悪いことをする子供たちに、お前はなぜそんな悪いことをするのかというのは愚問です。あなた自身こそ自分を知らなさすぎるからです。子供たちは皆愛されたい存在なのですから、どんな子供も本当は良い子でありたい。それなのになぜ悪いことをしてしまうのか、お子さんにもわからないのです。だからなぜだと責めても仕方ありません。子供は親に養育されている弱い立場にあり、本来愛されるべき存在で、養育者から見捨てられ拒絶されることを何よりも恐れています。愛されるためには母の望むようにすればいいことを本能的に知っています。だから他の人と比較してより上でないとダメだとか、自分の不出来を省みないで無い物ねだりの高望みを子供に対してすると、子供はとても苦労をします。やがて自分の努力が及ばないことを悟ると、良い子になるのをあきらめて、悪い子になります。泣いたり、暴れたり、叫んだりします。それを親が怒ると、子供は無意識のうちに母を独占できた喜びに満たされます。泣いたり逃げたり反抗したりしている子供が喜びにひたるというのはいかにも奇弁のようですが、子供がくり返すのをみれば、この逆説的な親との交流が気に入っていると理解するのが、正しいのではないでしょうか。

（木田恵子著『0歳人・1歳人・2歳人』、太陽出版、一九八〇、一一四頁）

チヨさんは木田氏との対話を重ねていくことで、自分が子供たちに与えてきた影響をはじめて考えるようになった。自分がどのように育ち、母と接してきたか、母の偏愛によって自分がどれほど偏った性格になったか、劣等感を子育てで埋めようとしきたか、考えるようになった。

「妹と母が仲がいいことを、嫉妬までしたことはなかったけどね」

そうチヨさんはいうが、妹と母はとても仲が良く、後年母が介護が必要になったときに献身的な世話をして、その世話ぶりが評判になってテレビ番組で紹介されたことがあった。それを気にするそぶりは見せなかったが、内心はどうであっただろう。

妹の介護からしばらくのち、「母が亡くなった」という知らせを受けた。アズマさんは「すぐに実家に行きなさい」というと、チヨさんは頑強に言い張った。

「いかない」

「どうして？」

「あなたが実家に行くなっていったじゃない」

アズマさんはそんなことを言った覚えがないのでキョトンとした。

「いつそんなことをおれがいった？」

チヨさんは答えた。

「私が実家に行くと、あなたの悪口をいうから、行くなっていったじゃない」

それは子供たちが小さい頃のこと、二〇年以上前のことだった。

禁止の言葉は何年経っても効力があるという。もっともそればかりでなく、彼女は無意識のうちに、自分を無視した母に抵抗していたのだ。それが死に目に会う心にブレーキをかけたのである。

木田氏はチヨさんと母との間にあった無関心や差別を剥がして否定し、チヨさんの心の中の偽（ニセ）の自分を否定し、ノボルさんが本当にやりたかったことを中心にするように導いていった。そこまでには三年、四年、五年と長い年月が必要だった。

◆家族の心の治療の要諦

その日、アズマさんは小松医院に出かけ、小松医師と散歩を始めた。木々の頂上のほうから小鳥のさえずりが聞こえた。生まれたばかりの幼鳥の鳴き声のようであった。アズマさんは木を見上ると、親鳥が飛んで来た。幼鳥に餌を運んできたようだ。*5

「精神分析は奥が深いものですね」

「わかっていただけましたか」と小松医師は微笑んだ。

「普通の精神科には、精神分析を本格的に受けた先生はもうほとんどいないんです。私が開業したときにはすでに九九パーセントが薬物療法だけで患者を治療していました。なかなかよくならないので、私のところに来て、薬を減らしていくっていうのが私の治療でした」

「つまり、小松先生は希少価値があるわけですね」

小松医師は微妙な笑顔をみせた。アズマさんは気持ちを吐き出すように言った。

「しかし、母親という存在は大きいものですね」

小松医師はうなずいた。

「心の治療はどういうものかといえば、治療者から母親へ、母親から子供へのつながりをつくっていくものです。

治療者はまず母親に対して受容、共感、支持という姿勢を授けていきます。聞いて受けとめ、意見をいわないで共感し、寄り添っていくことが大事だっていうことです。母親がその姿勢を本当に理解できるのは、子供に対して自分が悪かったと心から思えるときです。そのときから治療者を信頼し、依存するように変わっていきます。

次は母親が、治療者から授けられた受容、共感、支持という態度で子供と接する番です。辛抱づよく、何年もそれを続けていくことで、子供が母親を信頼し、依存するように変わっていきます。

そして最後は子供が変わる番です。社会にむかって自立をしていく段階に入っていきます。自分の方向がわかり、できることしたいことがわかってきて、社会に適応しようと変わっていくのです。これが家族の心の治療の要諦です」

アズマさんは言った。

「結局、すべては家族がつくり、家族がなおしていくことですね」

小松医師はうなずいた。

「母親だけでなく、父親との関係もたいせつです。私が師事した近藤先生は不思議な体験をしています」

そういって、近藤医師から聞いた体験を語った。

瀬戸内の島でのびのび育った近藤少年は、成績が良かったことから、厳格な父の勧めで、小学校高学年の時に東京の進学校に転校しました。ところが田舎の子供ですから、都会の風にまったくなじむことができず、中学になると先端恐怖症、不潔恐怖、不完全恐怖などの心の病に悩まされたといいます。

高校から大学への進学時も、文学部に行きたいと思ったのですが、「父から法学部に行け！」と怒鳴られました。仕方なく東大の法学部を受験しようとすると、受験日の当日、「おれに挨拶しないでいくやつがあるか！」と父に叱られて、「座っていろ！」といわれて、あやうく時間切れで受験ができなくなりそうになりました。

大学に合格はしましたが、家が関東大震災で資産をなくし、暮らしのために映画館やチンドン屋までしたというんです。波乱の学生時代を過ごし、大学卒業後は官僚になれという父に反発して貿易商になり、太平洋戦争前夜に貿易でボロ儲けをしました。いまの額なら数千万円でしょう。ところが儲けた札束を見ると、はかなくなりました。こんなものに人生をかけてきたのかと、力が出なくなって、死にたくなってしまった。うつになって一年間も寝てばかりになりました。

そんなある晩です。「座れ、座れ」という声が聞こえたというのです。絶対的な命令でした。力をふりしぼって起き上がり、縁側にただじっと座っていた。何時間かたって朝日が昇ってきました。すると、朝日が庭の垣根の端っこに咲いた一本の野菊を照らしたのです。菊の花はキラキラと輝きました。その美しさに〝ガーン〟と打たれました。あたりすべてが黄金色に見えました。

「こんな小さな菊でも、太陽の光を浴びて生き生きとしている。自分もまた生かされている存在である」

近藤先生はただ号泣しました。「おれはまだ生きていた！」と思えて、そのときから心が穏やかになっていきました。

ところが当時は戦争があったんです。近藤先生も「赤紙」（軍隊への召集令状）がきて、太平洋戦争に従軍しました。さて戦地へと赴くまえ、九州の小倉の兵舎で作業中に腕を負傷したそうです。それでマヒして手が動かせなくなってしまった。腕も動かん、希望もないと、失意のうちに病院にいると、不思議なことが起きました。

東京にいるはずの父が、入院を知らせてもいないのにのっそりと現れたというのです。

「どうしてお父さん、ここにいるの？」

「お前が夢に出たからきた」

父は「必ず治る」といって、近藤青年を温泉治療に連れて行き、必死でもみほぐしてくれた。子の手は動くようになっていったというのです。

「近藤先生の長年の父とのわだかまりは、そのとき消えたそうです」

アズマさんが質問をした。

「近藤先生の庭の野菊の話ですが、そのとき聞こえた『座れ、座れ!』という声の主は誰だったのでしょうか?」

「さあ……。近藤先生は何もいってませんでしたが」

アズマさんが考え深げに言った。

「なんとなくそれは父親だったのかもしれないと思いました」

アズマさんは、自分自身とノボルさんの関係に思いを馳せていたのだろう。

◆すべてのものは生きているから変わる

さて、ノボルさんはその後「なおった」のだろうか。簡潔にいえば「ノー」である。感情にフタをして、いっさいの心の交流を遮断し、家族に従順になった。「食事の後片づけをするように」といわれると素直に従うが、自分から何かをすることはない。

そんなノボルさんが好きなのはドライブである。毎日どこかを走っている。といっても自分では運転ができないので、家族や医院のスタッフが運転をして連れ出すのである。それだけが楽しみであるようにみえる。

アズマさんは言った。

「車の中は母の胎内のようなものですから、安心できる場所だと感じるのだと思います」

小松医師は「それだけじゃないでしょう」と言った。

「いちばん症状が激しかったころ、お父さんがドライブに連れだして、ノボルさんの話を一生懸命に聞いてあげたからだと思います。そのよき記憶に頼っているのだと思います」

アズマさんは「そうだといいのですが」といって小松医師に質問した。

「精神分析が終わると、どのようによくなるものですか?」

「心に問題を抱えながらも、自己分析ができるようになって、なんとか生き続けられる状態になっていくものです。ときどき調子が悪くなっても、やがて立ち直って、晴れの日ばかりか曇りの日、雨の日があるように浮き沈みはあるにせよ、だんだんと変わっていくものです」

アズマさんは首を振った。

「まだうちの子はそこまでいっていないと思います」

小松医師は励ますように言った。

「ドライブをするとき、ノボルさんは外を見ているでしょう」

「はい」

「自然がいっぱいありますでしょう」

「はい」

「青々とした木々も秋になれば紅葉し、やがて枯れて落ち葉になります。枝は寒風に耐えて力をたくわえ、雪にしなだれながら折れずに耐えて、やがて春になってまた青々と葉っぱを茂らせます。そのくり返しです」

「そうですね」

「この水もそうです」

小松医師が指さしたほうには小川があった。

「上流から下流に向かって水は止まることなくどんどん流れていきます。雨が降れば多くなり、日が照れば少なくなる。雪の下に埋もれて凍り、暖かくなって流れ出します。延々とそれがくり返されていきます」

アズマさんは「何を言いたいのだろう？」という顔で小松医師を見た。

「それは生きているからです。すべてのものは生きているから変わります。変わりつづけることができるのです[*6]」

だから「希望を捨ててはならない」と小松医師はいう。

現実のノボルさんの目を見ると、決して虚ろではない。彼は目の前の人を〝敵か味方〟か見分けるように探りを入れる。射抜くように、瞬時にそれを理解している。口元は何かを話したい、いまにも話そうとするように見える。話すときがくるまで待っていてほしいという。

小松医師はこういって励ました。

「必ずなおると信じて、あきらめない、あせらないで」

＊1　自由連想法のことを精神分析家の木田恵子氏は「禅に似ている」と著書に書いた。坐禅をするようにに目をつむって、思いつくままのことを自由に語り、時間がたつと、やがて後ろにいる老師が語られたことの解釈をする。（『添うこころ』、太陽出版、一九九二、七四頁）ホーナイ氏も、その弟子の近藤氏も、精神科医の古沢平作氏も仏教思想に傾いていったのは偶然ではないのだろう。ホーナイ氏が来日した際、京都などの寺を頻繁に訪れたという。心の治療をつき詰めると宗教に近づくようでもある。

＊2　イリュージョンについては『〈こころ〉の軌跡』にこうある。ホーナイの考えでは、まずわれわれの生き方はすべてイリュージョン（幻想）によって成り立っている。われわれは神経症的には、自己中心のイリュージョンでものを考えながら、あまり疑問を感じないのは、われわれが本来の自己に充分気づいていないからだと言うんです。（同書、二二一〜二二三頁）
また近藤章久氏の著書『ノイローゼ』から、精神分析療法の説明を要約してみよう。

「神経症に苦しむ人は、自分の不安な症状は意識しているが、その不安を生み出す根源にある神経症的な生き方や、不安から逃れようとする行動には気づいていない。ましてその原因となった幼少期の体験ーー抑圧され、窒息しかかったこと、そこでの葛藤にも気づいていない。こうした無意識下にある不安や行動、抑圧された体験を意識化させていくことで、『本当の自分』を発見するのが精神分析療法である。

その意識化で使われる手法が『「自由連想法』であり、常識や世間的道徳にとらわれずに、心に浮かんだことを治療者に話していく。

その治療過程で二つの抵抗が生まれる。ひとつは他人である治療者への抵抗である。患者が心を許し、依存し信頼できると思ったとき抵抗はなくなり、治療段階が進んでいく。もうひとつは『偽りの自分』を守る抵抗である。自由連想で語られたことの解釈によって、抑圧された『偽りの自分』が出てくる。ところが神経病者は偽りの自分が『本当の自分』だと思っているので自分を守ろうとする。そのために治療者を攻撃したり、自分や他人を攻撃する。この怒りの段階で、治療者は神経病者の成長をうながすために、その人について理解したことを述べていく。このことを『解釈』という。解釈を通じて、神経病者はだんだんと偽りの自分が偽りであることを『洞察』していく。そして神経症的な生き方から、健康な自己実現への変化が起こる」（近藤章久『ノイローゼ』、弘文堂、一九八〇、二一五～二三四頁）

厳密にいえば、無意識にあるものを意識化をすることが「精神分析療法」であり、カウンセリングとはカウンセラーによる「相談」や「助言」にとどまる。しかし本書での「カウンセリング」には、一部「自由連想的な対話療法」を含んでいる場合がある。用語の厳密さもさることながら、心の病を持つ人に、どんな態度や言葉で接するかがより大切である。

＊3　近藤章久氏は「治療者として患者の共感をどのように得ていくか」ということについて、「understand（理解する）」という言葉で説明をしている。〈understand〉とは「その人の下にいる」という意味で、ほとんど一緒になっている状態である。自分の患者の下に入れて、その人を乗っけておく。するとその人は黙っていても、その人の鼓動が聞こえる。揺れているのが感じられる。診察の終わりになると楽になっているのがわかる。顔つきも明るくなっていく。黙っていてもそういう感じを〈understand〉することが、セラピストとして持つべき態度であるという。（『セラピストがいかに生きるか』、近藤章久著、春秋社、二〇〇二、一八九頁）

＊4　小松医師は子供への親への影響で次のように語る。
「よく誤解されるのですが、子供への影響は物心がついてからのほうが大きいと考える人が多いの

ですが、実際には三歳より二歳、二歳よりも一歳、一歳よりも〇歳での影響がずっと大きいのです。幼少の頃に悪い体験をすると、より早期に心にフタをしてしまって、後の改善努力を受け付けようとしないからです。これは逆もいえます。より早期に良い体験をすれば、いろんなものを吸収しやすい、開いた心を持てるというわけです」

＊5　木田恵子氏は著書で「啐啄同時（そったくどうじ）」という禅の語を紹介している。鳥のヒナがかえる時に、成長してきたヒナが内側から殻をつつくのが「啐（そつ）」で、それを助けて親鳥が外からつつくのが「啄」である。親の啄が早すぎれば、ヒナは生きる力が十分でないまま外気にさらされて死んでしまう。遅すぎれば窒息して卵は腐ってしまう。啐（そつ）の音を聞いて、啄を親がタイミングよく同時に行なうべしという話である。
母親が子に無関心であれば音は聞こえない。過干渉であれば子は殻を破る力をつけられない。決してむずかしいことではなく、母親がちゃんと卵のそばにいればタイミングはわかるものであろう。

（『子供の心をどう開くか』、木田恵子著、太陽出版、一九七九、二三一頁）

＊6　精神分析家のカレン・ホーナイ氏は著書で次のように書いている。
「人間は生きている限り、変化し変化し続けるものだと私は信じている。そして、この信念は、人間についての理解が深まるにつれ強固になってきたのである」

（カレン・ホーナイ『心の葛藤』〈序文より〉、ホーナイ全集5巻、誠信書房　一九八一）

あとがきに代えて

本書では小松信明医師ゆかりの精神分析家や治療家が登場する。彼らの経歴や活動を小松医師の語りに注釈をまじえて紹介しよう。

「森田正馬（もりたまさたけ、一八七四〜一九三八）先生を語るうえで重要なことが二つあります。まず、東京帝国大学出身であること。もともと東大はドイツ医学の中心的存在で、研究を重視する気風があったんです。ところが森田先生は東大出身ですが、実学と日本人の性質を重視して精神分析を批判しました。

もうひとつは、森田氏自身が神経症を患い、脚気や頭重感にずっと悩まされて、真剣に勉強できなかった状態だったことです。それを治すために『あるがまま』という森田療法を編み出した。不安や恐怖の原因を追求し取り除くことよりも、不安な状態、発作症状にとらわれずに、それらを受け入れてあるがままに生活をしなさいというものでした」

明治維新後、明治政府はイギリス医学を重視して、イギリス公使官付医官のウイリアム・

ウィリス（一八三七〜一八九四）を東京医学校と医学校病院の責任者にあてた。イギリス医学は当時の日本に流行したコレラ治療にも功績があったように「実学重視」、つまり臨床重視であった。ところが、明治政府内の蘭学派が巻き返してドイツ医学導入を主張したことから、政府はウィルスを解雇し、日本はドイツ医学という「研究至上主義」の道を歩みだした。その中心である東京医学校はのちの「東大」である。

一方、幕末から明治期にかけて私立医学校がいくつも設立された。イギリスに学んだ高木兼寛（たかぎかねひろ、一八四九〜一九二〇）が一八八一年に創立した成医会講習所もそのひとつである。高木は栄養欠陥説を説き脚気治療で成功した人物であり、貧しき病者を救うために翌八二年に慈善病院を設立する。この病院が明治皇后を総裁に迎えて「東京慈恵医院」として発足し、のちの東京慈恵会医科大学となる。なお小松医師は同大学卒業である。

日本の明治期には、研究と臨床で対照的な二つの医療の流れがあった。

「森田療法を広めたのが高良武久（こうらたけひさ、一八九九〜一九九六）氏です。高良先生は九州帝国大学を卒業し、精神科教室に入局しました。生きる苦しみからの解放が高良先生のテーマだったんです。最初は精神分析を学びましたが、森田療法を激賞した教授が東大から着任して、森田療法に出会って、それで高良興生院という森田療法を実践する病院を開きました。

森田療法は絶対臥褥療法《ぜったいがじょくりょうほう》から始まります。患者を一週間寝っぱなしにする。食事も全部運んでくれて、トイレもある、そういう退屈な状態に一週間おく。そうするとだんだん飽きてきて、誰でも働きたい、何かしたいという気持ちが起きてきます。そこで作業をします。大工仕事や、木を割って薪をくべて風呂を焚いたり、女性ならお裁縫をしたりとさまざまなことをやる軽作業期です。野良作業などの作業期を経て、だんだんだんと社会生活準備期に入っていくわけです。全国から患者が集まってかなり繁盛してました」

高良が森田療法に「開眼」するのは、森田の薫陶を受けた下田光造（しもだみつぞう、一八八五〜一九七八）が教授として九州帝国大学に着任したときだった。高良は一九二九年に東京慈恵会医科大学に転任、同年より森田が顧問を務めた東京根岸病院に勤務し、森田に師事を始めた。高良が慈恵会の教授になるのが一九三七年、森田の逝去は一九三八年、遺志を継いだ高良興生院の開院が一九四〇年であった。

歴史的な事実は以上の通りだが、余談がある。

「高良興生院の入院患者さんを見ていると、おもしろいことがわかりました。ひとつは神経症と精神病が分けられること。神経症の人は一週間食事は運ばれ、トイレも室内にあり、ただ寝ているだけの絶対臥褥期に退屈して、なんとかそれを我慢して耐えています。一方、精神病の人は苦悩を感じませんから、治らず転院していきます。また患者さんをみると、なぜか東大の人が多かったんです。高良先生は神経症は学力の高い人がなるのだろうと話していました」

高良も小松医師の話を裏付ける話をしている。「統合失調症やうつ病患者はいつまでも寝ていることに苦痛を感じないが、神経病者は数日で退屈し、苦痛を感じるようになる」（『高良武

久　森田療法完成への道』、七七頁より）

高良はフロイトを源流にする精神分析研究から、森田療法に移ったわけであるが、二つの主張の間には「森田－丸井論争」と呼ばれた〝格闘〟もあった。

ドイツ医学が中心となったことで、精神医学でもフロイトの精神分析研究が帝国大学では盛んになった。東北帝国大学の丸井清泰（まるいきよやす、一八八六～一九五三）教授もその一人である。日本精神神経学会の場で、森田氏が「小児性欲の未発達が成人期に精神病の症状となり、その体験を掘り起こすことは治療にならない」と主張し、丸井は「森田理論は症状の原因追求をせずに対症的に治療している」と反論した。二人の論争は一九二七年から三六年ごろまで九年間に及んだ。日本ではまだ精神分析が理解される土壌が乏しかったのである。

「結局、丸井先生の精神分析は東北では花開かず、受け継いだのが古澤平作（こざわへいさく、一八九七～一九六八）先生でした。東北帝国大学医学部を卒業して精神科助教授になり、その後ウィーン精神分析研究所に留学（一九三二～一九三三）してフロイトに学んだ人です。一九五五年に日本精神分析学会を創設して、初代会長となりました。その古澤先生に師事したのが木田恵子先生です」

フロイトに学んだ古澤はドイツの精神医学をそのまま取り入れるのではなく、母子関係にひそむ阿闍世《あじゃせ》コンプレックス（母に恨みを抱く心理的傾向）で論文を書き、母性を重視する精神分析と自由連想法を戦前から日本に導入した。

木田恵子（きだけいこ、本名・梶原恵美子〈かじわらえみこ〉一九二〇〜二〇〇六）は日本の精神分析と臨床に大きな足跡を残したが、医師ではなかった。駆け落ち同然で結婚をした夫に先妻との間の精神薄弱の六歳の男の子がおり、それが精神医療に入るきっかけだったからだ。「東大の脳研究所で小頭症で四歳の知能しかない、大人になってもそのままだと診断されました。木田先生の夫のお兄さんは東北大学で教授を務める外科医でした。その人から、弟と結婚するなら知人に精神分析をする医師がいるから学びなさいと言われたんです。それが古澤先生でした。まず自分が二日に一度古澤先生から精神分析を受けたそうです」

木田は一九四一年から古澤の診療所に通い、戦後は古澤が設立した東京精神分析研究会（日本精神分析学会の前身）に参加して、理論だけでなく実学を身に付けていった。やがて木田の元に多くの患者が訪れるようになり、多くの精神分析名著を遺した。だが女史を語るときに重要な視点は「母性」である。精白の子を六歳から中学二年生まで育てたある日、東京にいる実母から連絡があり、子供を引き取りたいと言われた。押し問答の末、仕方なく三学期の始めに息子を上京させた。ところが夏休みになると一人で木田の元に戻ってきて「もう東京には行きたくない」と言った。手には白い粉薬を持っていた。

「てんかん発作を治める薬でした。木田先生のところでは一度も起きたことがない発作が実母と一緒だと起きた。やっぱり小頭症の子はかわいくなかったのでしょう。木田先生が一生懸命育てると知能が伸びていきました。愛情を注がれると知能は伸びる。彼はやがて東芝に入社して年収八〇〇万円ももらったそうです」

　木田は精神分析とカウンセリングの名手であるが、その子育てには生来の深い母性を用いた。古澤から受け継いだ精神療法の重要なポイントである。

　小松医師にとって木田はカウンセリング技術を学んだ恩師であるが、最初の恩師は近藤章久（こんどうあきひさ、一九一一〜一九九九）であった。近藤は東京大学法学部を卒業後、映画館経営、学校運営、貿易業等をしたのち、精神科医療を学ぶため東京慈恵会医科大学に三五歳で入学した異才である。人生の儚さを憂いて、長く葛藤した末に得た生命を照らす光が心にあった。それを研究し体系化し、臨床で伝え、言葉で説くことに生涯をかけた。

　慈恵医大卒業後はアメリカの精神分析医療を現地で学びたいと考えたが、高良教授は森田の弟子、つまり「反精神分析派」である。恐るおそる教授に相談すると「広い視野を得るため行きなさい」と背中を押してくれた。

「近藤先生はニューヨーク精神分析研究所で、ネオフロイト派のカレン・ホーナイに師事をしました。ホーナイを日本に連れてきたのも近藤先生の功績でした」

　カレン・ホーナイ（Karen Horney 一八八五〜一九五二）はドイツハンブルグ生まれで、ベルリンで精神分析の研究、臨床を行ない、シカゴの精神分析研究所をへて、ニューヨーク精神分析研究所で分析治療と後進の指導にあたった（一九三五〜一九五二）。精神分析を通じて「リアルセルフ」、本当の自分を発見して、真の人間として成長をすることを説いた精神分析家であった。ホーナイは近藤の資質を認め、すぐに上級コースに学ぶことを許した。師との学びはさまざまなテーマを論じ合い、どこか「禅問答」にも似ているものがあった。近藤がホーナイに命じられて、研究所で初めて講演したのも「禅と直観」というテーマであった。

一九五二年に近藤と共に来日したホーナイは、禅の師家や真宗の学匠らと会い、高良興生院にも訪れた。高良は、「これまで我々が精神分析を反対してきたのは、フロイトの欲動論やリビドー（性衝動を発動させる力）への反対であったが、ホーナイの考え方はよくわかる」と歓迎した。

近藤はホーナイの死後、一九五七年に帰国し、東京都目黒区八雲に「近藤クリニック」を開設した。近藤が母と共に開設した「八雲学園」のとなりであった。日本初の本格的な精神科クリニックは自由診療であった。高良は維持できるか心配したが、はじめの頃は患者のほとんどがニューヨークでの近藤の活動を知った在留アメリカ人や軍人であった。

「近藤先生のクリニックは全予約制で、患者同士が顔を合わさないように配慮がありました。入口と出口が違って、患者が出て行ってから次の患者を招き入れました。初診の時はまず診療費用から決めていましたね。お金のある人にはそれなりに、無い人は安くして診療計画を立てていました」

となりの学校のグラウンドで体操をする子供たちを見て、患者たちは帰って行った。その精神分析手法は自由連想と精神分析を骨子にするものだが、近藤に精神分析を学んだ小松医師は、後年、木田からカウンセリングの手ほどきを受けたときに、こう言われたことがある。

「小松さんは父親の分析はうまいけれど、母親の分析が甘いところがあります。それはあなたがお父さんとは心が通じていたけれども、お母さんとは許し合えなかったからでしょう」

小松医師は母親の葬式には出向けなかったと述懐するように、幼少期に愛情を注がれなかったこと、ほかの子と差別された思いが心のどこかに残っていた。その母子関係では師弟で奇妙な一致があった。近藤は父親のことはよく語り、また著作にも書いている。厳格でよく衝突したが、ケガをして動かない腕の治療のため温泉湯治でさすってくれた体験は感動的である。一方、母親についてはは多く語らず、多く書いていない。弟子と似て、母子関係で越えられない壁があったのかもしれない。

「治療でも木田先生はすべては母親の愛情と言いましたが、近藤先生は母親が全部というわけじゃありませんでした」

精神分析を授ける側もまた、愛情を欲して渇望する一人の人間である。だからこそ心の病への深い洞察ができるのである。


（文・郷 好文）

参考文献
『慈恵医大誌一二二巻六号　二〇〇七』、森田療法センター開設記念論文、ドイツ医学とイギリス医学の対立が生んだ森田療法、中山和彦著
『高良武久　森田療法完成への道』、岸見勇美著、元就出版社、二〇一三
『セラピストがいかに生きるか　直観と共感』、近藤章久著、春秋社、二〇〇二
『〈こころ〉の軌跡』、近藤章久著、春秋社、二〇〇四
『0歳人・1歳人・2歳人』、木田恵子著、太陽出版、一九八〇

❖著者略歴

小松信明（こまつ のぶあき） 小松医院・院長

1936年山形県生まれ。1963年、東京慈恵会医科大学卒業、同大大学院入学。1965年、福島県立医科大学精神科入局、勤務。1970年、山形市に医療法人社団小松医院設立。精神保健指定医、日本臨床内科医会認定医。精神分析医の近藤章久氏より自由連想法を通じて、神経症治療を学び（1日1時間、週3回、5年間）、精神分析家の木田恵子氏にカウンセリング技術を学んだ（1回3時間、週1回、10年間）。2000年頃から心療内科診療に専念し、山形県はもとより他県を含めた多数の患者の治療にあたる。趣味は将棋と水泳。

主著に『心の病の診察室』（太陽出版）、『こころを見つめたいあなたへ』（角川学芸出版）がある。

郷 好文（ごう よしふみ） 人間と医のライター

1960年東京都生まれ。ヘルスケア分野などのビジネスに携わった後、2006年からwebサイトや月刊誌、医療人材誌等に執筆を始め、2012年より『ドクターズ・マガジン』（メディカル・プリンシプル社）誌で『ドクターの肖像』を連載中。これまで60名以上の著名な臨床医、医学研究者の生きざまを「彫るように」書き、医療関係者のみならず、患者や医師志望の学生にも好評。人間と医療・医学をめぐるリアルな“熱いノンフィクション”を書くことに生涯を捧げている。サビ猫と愉快に暮らす。

家《か》族《ぞく》医《い》──心《こころ》の病《やまい》がなおっていく道《みち》

2018年6月25日 初版第1刷発行

著者 小松信明 郷 好文
装 丁 植村伊音＋人間と歴史社制作室
発行者 佐々木久夫
発行所 株式会社 人間と歴史社
東京都千代田区神田小川町 2-6 〒 101-0052
電話 03-5282-7181（代）/ FAX 03-5282-7180
http://www.ningen-rekishi.co.jp
印刷所 株式会社 シナノ

ISBN 978-4-89007-211-8 C0036

醫の肖像

日本大学医学部コレクション

日本大学医学部同窓会●編

日本大学医学部図書館が所蔵する古典コレクションから、価値ある蔵書や絵画・造形を紹介し、国内外の医学・医療の偉人や医学業績、歴史事象等を物語にした書。ヒポクラテスから古代中国、戦国・江戸、幕末・明治まで76編を収録

2,500円＋税

手洗いの疫学とゼンメルワイスの闘い

玉城英彦

歴史上初めて手洗い・消毒の重要性を訴え、接触感染による産褥熱の死から若い母親たちを守った感染防護の父・ゼンメルワイス。その悲劇の生涯と研究のあり方を疫学的観点から検証し、事実に基づく科学的視点の重要性を説く！

1,800円＋税

ケーススタディ

いのちと向き合う看護と倫理

L・バンドマン
B・バンドマン
木村利人●監訳
鶴若麻理・仙波由加里●訳

ライフスパンごと臨床現場に即した様々な事例（52例）を提示、そのメリット・デメリットを解説。各章ごとに「この章で学ぶこと」、「討論のテーマ」を配し、学ぶべきポイントを要約。理解を助けるために脚注および用語解説を付記。

3,500円＋税

目の異常、そのとき

若倉雅登

日本一有名な眼科病院の院長がさまざまな目の異常と向き合いながら、従来の病気解説書とは異なった視点でとらえた代表的症例69篇を収録。この一冊で目の病気との付き合い方が見えてくる！

1,500円＋税

ひとはなぜ人の死を看とるのか

鈴木荘一
聞き手 佐々木久夫

ホスピスの創設者シシリー・ソンダース医師のホスピス精神をもっとも深く理解されている鈴木先生が著された本書を、医療関係者や一般の方々に広く読んでいただきたいと思う。

日野原重明・聖路加国際病院理事長

2,700円＋税

保育随想 1
幼稚園の小さきひとびと

井口佳子

武蔵野の面影を残す幼稚園で、自然の中で思い思いに楽しみながら遊び、学びながら成長していく様は、子どもが大人を小さくした存在ではなく、子ども独特の世界観を持ったユニークな存在であることに気づかされます。

1,600円＋税

保育随想 2
幼稚園はボクらの仕事場

井口佳子

私のしている保育という仕事は、手の中で生と死を実感させることです。そして、抽象的思考を日々の生活の中に具体化させていくことです。

1,600円＋税

保育随想 3
幼稚園は事件がいっぱい

井口佳子

自然を大切に思える子が育って欲しい。そのためにも、花が咲き、気持ちのよい草むらがあり、樹木のあるところで過ごすと気持ちよいと感じる体験を幼児期にさせたい。園庭を〈小さな地球〉にしたいのです。

1,600円＋税

保育随想 4
幼稚園はおとなの遊び場

井口佳子

熱中できることに出会ったとき、〈遊び〉と〈仕事〉の境目がなくなる。大人と子どもの境目もなくなる。そんなとき、遊びとは、子どもにとっても大人にとっても生きていくために必要な行為となるのではないか。

1,600円＋税

DVD
狙われる子どもたち

ストレンジャー・デンジャー・プロジェクト

このDVDでは変質者の手口の実例を見ながら、「狙われやすい時間・場所は?」「見知らぬ大人への接し方は?」「自分で身を守るために家庭でできる防犯は?」など『子どもを守る』ための具体策を全13章を通して学ぶことができます。

3,619円＋税